essentials

Essentials liefern aktuelles Wissen in konzentrierter Form. Die Essenz dessen, worauf es als „State-of-the-Art" in der gegenwärtigen Fachdiskussion oder in der Praxis ankommt, komplett mit Zusammenfassung und aktuellen Literaturhinweisen. Essentials informieren schnell, unkompliziert und verständlich

- als Einführung in ein aktuelles Thema aus Ihrem Fachgebiet
- als Einstieg in ein für Sie noch unbekanntes Themenfeld
- als Einblick, um zum Thema mitreden zu können.

Die Bücher in elektronischer und gedruckter Form bringen das Expertenwissen von Springer-Fachautoren kompakt zur Darstellung. Sie sind besonders für die Nutzung als eBook auf Tablet-PCs, eBook-Readern und Smartphones geeignet.

Essentials: Wissensbausteine aus Wirtschaft und Gesellschaft, Medizin, Psychologie und Gesundheitsberufen, Technik und Naturwissenschaften. Von renommierten Autoren der Verlagsmarken Springer Gabler, Springer VS, Springer Medizin, Springer Spektrum, Springer Vieweg und Springer Psychologie.

Frank J. Robertz · Atte Oksanen
Pekka Räsänen

Viktimisierung junger Menschen im Internet

Leitfaden für Pädagogen und Psychologen

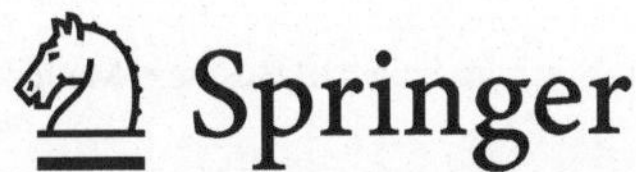

Springer

Prof. Dr. Frank J. Robertz
FH der Polizei des Landes Brandenburg
Oranienburg
Deutschland

Prof. Dr. Atte Oksanen
University of Tampere
Tampere
Finland

Prof. Dr. Pekka Räsänen
University of Turku
Turku
Finland

ISSN 2197-6708
essentials
ISBN 978-3-658-12324-6
DOI 10.1007/978-3-658-12325-3

ISSN 2197-6716 (electronic)

ISBN 978-3-658-12325-3 (eBook)

Die Deutsche Nationalbibliothek verzeichnet diese Publikation in der Deutschen Nationalbibliografie; detaillierte bibliografische Daten sind im Internet über http://dnb.d-nb.de abrufbar.

Springer
© Springer Fachmedien Wiesbaden 2016
Das Werk einschließlich aller seiner Teile ist urheberrechtlich geschützt. Jede Verwertung, die nicht ausdrücklich vom Urheberrechtsgesetz zugelassen ist, bedarf der vorherigen Zustimmung des Verlags. Das gilt insbesondere für Vervielfältigungen, Bearbeitungen, Übersetzungen, Mikroverfilmungen und die Einspeicherung und Verarbeitung in elektronischen Systemen.
Die Wiedergabe von Gebrauchsnamen, Handelsnamen, Warenbezeichnungen usw. in diesem Werk berechtigt auch ohne besondere Kennzeichnung nicht zu der Annahme, dass solche Namen im Sinne der Warenzeichen- und Markenschutz-Gesetzgebung als frei zu betrachten wären und daher von jedermann benutzt werden dürften.
Der Verlag, die Autoren und die Herausgeber gehen davon aus, dass die Angaben und Informationen in diesem Werk zum Zeitpunkt der Veröffentlichung vollständig und korrekt sind. Weder der Verlag noch die Autoren oder die Herausgeber übernehmen, ausdrücklich oder implizit, Gewähr für den Inhalt des Werkes, etwaige Fehler oder Äußerungen.

Gedruckt auf säurefreiem und chlorfrei gebleichtem Papier

Springer Fachmedien Wiesbaden ist Teil der Fachverlagsgruppe Springer Science+Business Media
(www.springer.com)

Was Sie in diesem *essential* finden können

- Eine Einführung zu potentiellen Gefahren der Internetnutzung
- Den Stand des Wissens zur Begegnung mit onlinebasiertem Hass und schädigenden Inhalten
- Neueste Forschungsergebnisse im Ländervergleich
- Die Bewertung der Konsequenzen und Wege zur Prävention

Inhaltsverzeichnis

Junge Menschen im Internet

1

„Das Internet gehört zu den Dingen, die wir Menschen zwar geschaffen haben, die wir aber im Grunde nicht verstehen", schreiben Eric Schmidt und Jared Cohen in ihrem Buch ‚Die Vernetzung der Welt' (Schmidt und Cohen 2013, S. 13). Ohne beide zu kennen, könnte man sie überheblich als weltfremde Internetkritiker einordnen, doch sie sind alles andere als das: Der promovierte Informatiker Schmidt hatte großen Anteil an der Entwicklung von Google zum weltweit führenden Technologieunternehmen und Cohen erforscht als Direktor des ThinkTanks Google Ideas technische Lösungen für globale Herausforderungen.

Die beiden ziehen sogar einen noch gravierenderen Schluss: Sie bezeichnen das Internet als „das größte Anarchismusexperiment aller Zeiten" (Schmidt und Cohen 2013, S. 13), da es Menschen nicht nur einen direkten Zugang zu unzähligen Informationen erlaubt, sondern ihnen gleichzeitig auch Möglichkeiten an die Hand gibt, weitere Informationen selbst zu erschaffen und in Echtzeit zu verbreiten. Wenn dieses Werkzeug jungen Menschen in der turbulenten Phase ihres Aufwachsens zur Verfügung steht und Erwachsene ihnen zuvor weder Verantwortung für die Produktion, noch für das Management von digitalen Inhalten beigebracht haben, kann dies zu einer Menge potentieller Probleme führen.

Beim Aufwachsen müssen Jugendliche vielschichtige Aufgaben lösen – etwa ein inneres Bild von Geschlechtszugehörigkeit, intellektuelle wie soziale Kompetenzen, ethisches wie politisches Bewusstsein und selbstständige Handlungsmuster für die Nutzung des Konsummarktes entwickeln (Hurrelmann 2010). Zu diesen Aufgaben kommen biologische und psychologische Entwicklungsprozesse, die gravierende Auswirkungen auf Stimmungen, Selbstbild und Selbstvertrauen der Jugendlichen haben. Komplexe Wechselwirkungen dieser Einflüsse resultieren letztlich in scheinbar irrationalen Verhaltensweisen von Jugendlichen. So entsteht ein Hang zur unmittelbaren Wunschbefriedigung, übersteigerter Bedeutungszuschreibung, die Neigung zu gefährlichen Verhaltensweisen, Vernachlässigung von

© Springer Fachmedien Wiesbaden 2016
F. J. Robertz et al., *Viktimisierung junger Menschen im Internet*, essentials,
DOI 10.1007/978-3-658-12325-3_1

1

Kosten-Nutzen-Abwägungen usw. Bei noch nicht ausgebildeten Problemlösungsstrategien entsteht so eine explosive Mischung (Robertz 2004). Zwischen Abgrenzung und Auflehnung, Selbsterprobung, Beeinflussbarkeit, Spontanität und einem hohen Bedürfnis der Zugehörigkeit zu einer Peergroup tritt unbeabsichtigt so mancher „Kollateralschaden" auf. Dies ist keineswegs nur ein Problem der Gegenwart, wie Belege aus verschiedenen Zeitaltern beweisen (Robertz und Wickenhäuser 2010, S. 12), jedoch fällt dieser Kollateralschaden des Jugendalters seit Verfügbarkeit des Internets weit gravierender aus.

Das Internet hat „unterhalb bewusster Entscheidungen unser Verhalten, unsere Wahrnehmung, unsere Empfindung, unser Denken, unser Zusammenleben entscheidend verändert" (Han 2013). Es ermöglicht den leichten Zugang zu weltweitem Wissen und eine vielfach beschleunigte Kommunikation. Es ist aber auch leicht zu missbrauchen. Dies zeigt sich deutlich im Anwachsen der Formen von Cybercrime: Mit Hilfe des Internets Straftaten zu begehen bedeutet, nicht mehr in jedem Fall in eine direkte Interaktion mit Opfern treten zu müssen – Straftaten können nun anonym und unbemerkt begangen werden. Automatisiert und über Ländergrenzen hinweg können gleichzeitig zahlreiche Opfer geschädigt und die Verfolgung dieses Handelns in der Regel zudem erheblich erschwert werden. Um die Vielfalt der Taten auch vor dem Hintergrund des international unterschiedlichen Rechts überhaupt sinnvoll fassen zu können, gruppiert der britische Forscher David Wall Cybercrimes in verschiedene Kategorien (Wall 2007) und spricht von

- *Computer Assisted Crimes*: Delikte, die offline auch möglich waren, jedoch durch das Internet effektiver begangen werden können (z. B. Formen von Betrug oder Stalking),
- *Computer Integrity Crimes*: Delikte, die nur von System zu System durchgeführt werden können (z. B. Hacking oder die Verteilung von Malware) und
- *Computer Content Crimes*: Delikte die sich auf verbotene Online-Inhalte beziehen (z. B. illegale Formen von Pornografie und Extremismus).

Mittlerweile sollte zudem mit der Kategorie *Delikte in virtuellen Welten* noch über eine weitere Ebene nachgedacht werden, für die oft noch gar keine juristische Umgangsweise etabliert ist: Hierzu zählen etwa der Diebstahl von rein virtuellen Gegenständen oder die sexuelle Belästigung von Avataren (vgl. hierzu etwa Krebs und Rüdiger 2010).

Weitgehend unbeachtet durch Politik, Familie und Wissenschaft finden sich Kinder und Jugendliche in all diesen Bereichen wieder. Als Täter agieren sie z. B. im Rahmen der Verletzung von Urheberrechten, Datenschutz oder Persönlichkeitsrechten, wenn sie illegal verbreitete Daten herunterladen oder naiv mit privaten Informationen umgehen. Doch auch bei vielen weiteren Online-Taten treten sie aktiv in Erscheinung, wie etwa bei der gezielten Durchführung von Cyberangriffen oder dem Online-Belästigen und -Beleidigen anderer Menschen. Viel wichtiger für den Kontext dieses Buches sind jedoch die Möglichkeiten der Opferwerdung von Kindern und Jugendlichen im Internet. Hier finden sich junge Menschen im Rahmen der Computer Assisted Crime etwa als Opfer von Cybergrooming, Sextortion und Cyberstalking wieder. Im Bereich der Computer Integrity Crime etwa als Opfer von Identitätsdiebstahl und dem Hacking ihrer Online-Präsenzen. Im Bereich von Computer Content Crime erleben sie Darstellungen extremer realer Gewalttaten und volksverhetzende Propaganda. Im Rahmen der Delikte in virtuellen Welten werden ihnen digitale Identitäten gelöscht oder Spiele-Accounts entwendet. Und auf all das werden sie von Erwachsenen nicht angemessen vorbereitet, da diese die digitalen Lebenswelten von Jugendlichen oft nicht einmal verstehen – geschweige denn hilfreich in Erscheinung treten könnten. Hier wird zunächst ein neugieriger Blick benötigt, um die vielfältige Lebenswelt annähernd nachvollziehen zu können (Häusler und Häusler 2013) und dann der wissenschaftliche Mut, in den unbekannten Gefilden sinnvolle und hilfreiche Forschung zu betreiben.

Zumindest in Ansätzen wird dies bereits versucht. Zum Beispiel wird jedes Jahr repräsentativ erhoben, wie Jugendliche in Deutschland Medien nutzen. Mit Hilfe dieser Daten ist schnell eine hochintensive Nutzung des Internets durch Jugendliche zu belegen. Die „Jugend, Information, (Multi-)Media"-Studie für das Jahr 2015 weist diesbezüglich aus, dass 12–19 Jahre alte Jugendliche nach eigener Einschätzung an einem durchschnittlichen Wochentag 208 min online waren. Ermöglicht wurde ihnen das durch eine umfassende technische Ausstattung. Neben Computer und Internetzugang besaßen 98% der Jugendlichen ein eigenes Handy bzw. Smartphone. Insbesondere Smartphones wurden dabei von den Jugendlichen sogar als primärer Nutzungsweg zum Internet angesehen. Etwa 88 % der Jugendlichen, die in den letzten 14 Tagen vor der Befragung das Internet genutzt hatten, taten dies mit einem aktuellen Handy oder Smartphone. Als wichtigste Apps auf ihren Geräten sahen die Jugendlichen Instant Messenger Apps, die inzwischen die Kommunikation via SMS abgelöst haben und auch die vereinfachte Übermittlung von Bildern und gesprochenen Nachrichten ermöglichen. An zweiter Stelle folgen mit gewissem Abstand dann Apps von Sozialen Netzwerken (Medienpädagogischer Forschungsverbund Südwest 2015).

Die intensive Nutzung alleine belegt natürlich noch keine problematische Anwendung. Doch auch hier gibt es Annäherungen. Erste Anzeichen für das Aufkommen einer heiklen Entwicklung zeigten sich in Deutschland um 2005, als das Phänomen des Cyberbullyings Polizei und Staatsanwaltschaften zu beschäftigen begann (Robertz 2006). Während es sehr vielfältige Definitionen von Cyberbullying gibt, verstehen die meisten Autoren darunter die Beleidigung, Bedrohung, Bloßstellung oder Belästigung von Personen mithilfe digitaler Kommunikationsmedien, wie etwa Handys, E-Mails, Webseiten und Social Communities. Umstritten ist allerdings nach wie vor, ob eine Schädigungsabsicht bzw. Verhaltenswiederholung des Täters und eine Hilflosigkeit bzw. Betroffenheit des Opfers mit in die Definition aufgenommen werden sollten (Pieschl und Porsch 2012; Schultze-Krumbholz et al. 2012). Nachdem lange Zeit widersprüchliche Zahlen zum Umfang des Cyberbullyings vorlagen, die meist international weit höher ausfielen als in Deutschland (Robertz 2010), schaffte eine umfassende Studie im Mai 2013 mehr Klarheit zur Sachlage in Deutschland. Sie bezifferte nach einer Befragung von knapp 10.000 Lehrkräften, Eltern und Schülern, dass 16,6 % aller Schüler Opfer von Cyberbullying-Attacken geworden seien (Schneider et al. 2013, S. 93). Das ist immerhin knapp jeder sechste Schüler.

Dabei wurde auch deutlich, dass die eingangs erwähnte Potenzierung des Kollateralschadens der Jugend auch bei diesem Phänomenfeld eine erhebliche Rolle spielt. So wird etwa in jener deutschen Studie ausgeführt, dass von den Schülern „aus Langeweile" und „nur zum Spaß" als die beiden wichtigsten Einschätzungen zu Motivlagen der Täter angegeben werden (Schneider et al. 2013, S. 100). Analog teilten in einer für die USA repräsentativen Studie des „National Crime Prevention Councils" 81 % der befragten Schüler mit, dass Jugendliche ihrer Meinung nach Cyberbullying ausübten, weil sie es lustig finden und nicht verstehen, dass es negative Auswirkungen auf das Opfer hat (Harris Interactive 2007). Dies kann jedoch nicht losgelöst von der Macht des Instruments Internet selbst gesehen werden: Vor der breiten Verfügbarkeit des Internets war eine solche jugendtümliche Normübertretung meist zeitlich und räumlich beschränkt. Sie endete in der Regel, wenn der Täter erkannt hatte, dass sein Verhalten unangemessen war. Durch die Möglichkeit des situativ-reflexhaften Mitteilens negativer Inhalte an große Bevölkerungsgruppen ist dem Täter nun die Kontrolle über seine Schädigung entzogen. Inhalte verbleiben im Internet, werden potentiell von weit mehr Menschen wahrgenommen, sind überall zugänglich. Noch dazu können Angriffe aus dem Verborgenen getätigt werden, ohne eine höhere Machtposition als das Opfer zu haben. Mithin: die Potenz der Schädigung durch den Kollateralschaden jugendtümlichen Verhaltens ist in Form des Cyberbullyings tatsächlich weit größer als in Form des klassischen offline durchgeführten Mobbings.

Durch diese Hinweise ergibt sich jedoch auch ein wichtiger Anhaltspunkt, wo Prävention ansetzen kann, um zumindest einen Teil der Opferwerdungen zu verhindern: bei der frühzeitigen Aufklärung über die gravierenden Folgen der Taten. Schon die Bewusstmachung und Reflektion, welche Folgen Cyberbullying „aus Langeweile" oder „nur zum Spaß" haben kann, dürfte (analog zur Aufklärung der Folgen von Mobbing) die Menge der nicht beabsichtigten Schädigungen erheblich reduzieren.

Vor allem internationale Studien beschäftigen sich mittlerweile intensiv mit Erscheinungsformen, Motivlagen und Folgen von Cyberbullying. In Deutschland sind in der Folge vielfältige Materialien und Programme erschienen, die Anleitungen für den Umgang mit diesem Phänomen erlauben (Pieschl und Porsch 2012; Schultze-Krumbholz et al. 2012; Rack und Fileccia 2014; Kretschmer und Müsgens 2015). Daher sollen im Folgenden über Cyberbullying hinausgehende Aspekte beleuchtet werden, um die Hintergründe von noch nicht so weit erforschten Phänomenbereichen aus dem großen Feld der Opferwerdungen von Kindern und Jugendlichen im Internet zu erhellen. Der Fokus wird dabei auf zwei wichtigen Bereichen der Computer Content Crimes liegen: der Begegnung mit onlinebasiertem Hass und der Begegnung mit anderweitigen problematischen Inhalten im Internet, wie etwa Selbstschädigung propagierenden Angeboten.

Onlinebasierter Hass

2

Trotz aller Vorteile und Chancen des Internets sind natürlich nicht alle Inhalte und Verhaltensweisen, denen wir dort begegnen, prosozial orientiert – die Nutzung zahlreicher Angebote kann sich als potentiell verstörend und schädigend erweisen (Lewis et al. 2012; Livingstone und Helsper 2010; Wolak et al. 2010). Beispielsweise wurden durch die verschiedenen Sozialen Netzwerke neue Plattformen geschaffen, die eine schnelle Verbreitung von Hassbotschaften und unangemessenen Inhalten erleichtern und ihren Millionen jungen Nutzern hasserfüllte Inhalte nahebringen. Die unkomplizierte Möglichkeit, extremistische Zielsetzungen international zu streuen, führte dabei auch zum Erstarken von diversen hassbasierten Gruppen, deren Bandbreite von rassistischen, fremdenfeindlichen und extremistischen Vereinigungen bis hin zu Gruppen reichen, die Massenmörder glorifizieren oder auf Menschenhass im Allgemeinen abzielen (Brown 2009; Chau und Xu 2007; Glaser 2002; Gerstenfeld 2003; Williams und Burnap 2015). Einige thematisch besonders relevante Aspekte aus der Bandbreite dieses Spektrums werden nun etwas genauer betrachtet.

Hate Speech

Das Phänomen des onlinebasierten Ausdrucks von Hass ist zwar bereits seit den 1990er Jahren bekannt, jedoch bleibt es aufgrund kultureller und linguistischer Unterschiede anhaltend schwierig, dieses Phänomen präzise zu definieren (Blazak 2009; Citron und Norton 2011; Oksanen et al. 2014a; Williams und Burnap 2015). Auf internationaler Ebene wird onlinebasierter Hass vor allem unter dem Begriff Hate Speech thematisiert (z. B. Waldron 2012). So versucht etwa der Europarat seit einigen Jahren, auf onlinebasierte Hate Speech aufmerksam zu machen und hat die Kampagne *Young People Combating Hate Speech Online* ins Leben gerufen. Ge-

© Springer Fachmedien Wiesbaden 2016
F. J. Robertz et al., *Viktimisierung junger Menschen im Internet,* essentials,
DOI 10.1007/978-3-658-12325-3_2

mäß deren Definition beinhaltet Hate Speech „alle Ausdrucksformen, die Rassenhass, Fremdenfeindlichkeit, Antisemitismus oder andere Formen von hassbasierter Intoleranz verbreiten, fördern oder rechtfertigen. Dies beinhaltet durch aggressiven Nationalismus und Ethnozentrismus, Diskriminierung sowie Feindlichkeit gegen Minderheiten, Migranten und Menschen mit Migrationshintergrund zum Ausdruck gebrachte Intoleranz" (Council of Europe 2013).

Statt den Begriff als wörtliche Übersetzung zu verwenden (etwa „Hassrede"), wird der Ausdruck „Hate Speech" mittlerweile auch in Deutschland weitgehend in seiner englischsprachigen Begriffsform genutzt. Hierzulande dient er dabei meist zusätzlich als Oberbegriff für das sozialwissenschaftlich diskutierte Syndrom der „gruppenbezogenen Menschenfeindlichkeit", das auf einer Ideologie der Ungleichwertigkeit basiert, die in scharfem Gegensatz zu den Werten demokratischer Gesellschaften steht (Heitmeyer 2011), und den Tatbestand der „Volksverhetzung", der u. a. unter Strafe stellt, wenn jemand in der Öffentlichkeit zu Hass und Gewalt gegen Teile der Bevölkerung aufstachelt (StGB, § 130 Abs. 1). Hate Speech wird also in Deutschland meist als sprachlicher Ausdruck von Hass gegen Personen oder Gruppen gesehen, der der Herabsetzung und Verunglimpfung von Bevölkerungsgruppen dient (Meibauer 2013).

Die Definition des Europarates legt allerdings ebenso wie die in Deutschland genutzte Präzisierung des Begriffs Hate Speech einen (für die Zwecke dieser Publikation zu) starken Fokus auf Rassenhass und Fremdenfeindlichkeit. Daher wird hier vereinfachend die Definition von hassbasiertem Online-Material als Akt zugrunde gelegt, in dem potentiell gefährdende oder schädliche Formen von Hass gegen Personen oder Gruppen zum Ausdruck kommen. Dieses Material kann dabei sowohl eine spezifische Gruppe innerhalb der Gesellschaft betreffen (wie etwa ethnische Minderheiten) oder die Mainstreamgesellschaft als solches. Dies ist wichtig, da nicht alle hassbasierten Online-Materialien sich gegen Minderheiten richten, auch wenn solche Gruppen häufig Ziel dieser Materialien sind. Ebenso ist hervorzuheben, dass die Verbreitung von hassbasiertem Online-Material durch die multimediale Natur des Internets nicht auf Sprache reduziert ist, sondern in verschiedensten Formen auftreten kann. Hierzu zählen bekannte visuelle Möglichkeiten, jedoch können auch Online-Spiele genutzt werden, um geringschätzige Einstellungen und Normen gegenüber bestimmten Gruppen zum Ausdruck zu bringen (z. B. Nakamura 2009; Foxman und Wolf 2013; Dirry und Rüdiger 2015).

Das Konzept des hassbasierten Online-Materials kann sich konzeptuell durchaus in Teilbereichen mit den Phänomenen Cyberbullying oder Online-Belästigung überschneiden, denn bei allen drei Varianten versucht jemand, eine andere Person oder Gruppe mit diffamierenden Aussagen bzw. Materialien zu verletzen. Ebenso erweist sich eine objektive Einschätzung von Hate Speech und hassbasiertem Online-Material mitunter als problematisch, da es in sehr milden bis hin zu sehr ernsten Varianten auftreten kann.

Die gesetzliche Grundlage eines Landes hilft zumindest aus nationaler Sicht bei einer präzisen Einordnung. Allerdings macht es die Grenzen übergreifende Struktur des Internets sehr problematisch, Online-Materialien durch die Gesetzgebung zu kontrollieren. Obwohl einige Länder Inhalte zensieren und den Zugang zu spezifischen Seiten blockieren, finden Internetnutzer dennoch Wege, um solche Einschränkungen zu umgehen. Zudem stellen zahlreiche Länder einen beständigen Zufluchtsort für Inhalte zu Verfügung, die in anderen westlichen Gesellschaften als illegal angesehen werden. Die Freiheiten und Möglichkeiten der Internetnutzung sind diesbezüglich im Vergleich zu seinen Grenzen sehr weitreichend.

Organisierte Hassgruppen

Hassbasierte Gruppierungen haben traditionell ein großes Interesse an der Nutzung von Massenmedien und technologischen Neuerungen, denn durch anonymere, schnellere und weitreichendere Kommunikationsformen können sie ihre Inhalte effektiver verbreiten. Erste Beispiele finden sich bereits in den 1980er Jahren als Neonazis in den USA ein elektronisches Kommunikationssystem etablierten und kurz nach der Einführung des World Wide Webs erste hassbasierte Webseiten starteten.

Dass die USA organisierten Hassgruppen einen Zufluchtsort für die Nutzung elektronischer Medien ermöglichten, ist dabei kein Einzelfall. So hatte die rechtsextremistische Webseite Stormfront.org bspw. im Jahre 2009 mehr als 159.000 Mitglieder (Bowman-Grieve 2009) und war zu diesem Zeitpunkt eine der am intensivsten frequentierten hassbasierten Webseiten des Internets (Brown 2009). Derartige organisierte extremistische Webseiten verbreiten ihre Ideologien u. a. über Webseiten, File Archive, Blogs, List Server, Newsgroups, Internet Relay Chats, Online-Clubs, Webringe und Online-Videospiele (vgl. Amster 2009; Douglas 2007). Sie werden von ihren Betreibern vor allem dazu genutzt, möglichst viele Gleichgesinnte zu rekrutieren (Douglas et al. 2005; Gerstenfeld et al. 2003; McNamee et al. 2010). In der Regel sind sie besonders daran interessiert, ihre Vorstellungen unter jungen Menschen zu bewerben (Lee und Leets 2002).

Durch die Etablierung des Web 2.0 wuchs die potentielle Reichweite der Verbreitungsmöglichkeit noch einmal enorm. Mit den Sozialen Medien wurde eine völlig neue Generation von Plattformen geschaffen, die es ermöglicht, nutzergenerierte Inhalte blitzschnell über weit verzweigte Verlinkungen zu anderen Menschen zu streuen. Die große Menge der heute diskutierten und geteilten Inhalte wird nicht mehr direkt von privaten oder öffentlichen Unternehmen bereitgestellt. Die erfolgreichsten Unternehmen generieren vielmehr Foren – virtuelle Orte zum Austausch von Gedanken und Erfahrungen – auf denen individuelle Nutzer fortlaufend Inhalte redigieren, erneuern und kommentieren (Tapscott und Williams 2006; Ritzer und Jurgenson 2010). Den führenden Sozialen Netzwerken gelingt es, Millionen Nutzer anzuziehen und fortlaufend zu expandieren – alleine durch die schlichte Bereitstellung einer Plattform, auf der Internetnutzer Informationen mitteilen, darüber diskutieren und sie nach eigenen Interessen bearbeiten können.

Diese Sozialen Medien haben damit auch die Kommunikation von hasserfüllten Inhalten sichtbarer gemacht und deren virale Verbreitung ermöglicht. Hassgruppen rekrutieren mittlerweile erfolgreich signifikante Mengen von Internetnutzern (Chau und Xu 2007). Alleine in den USA ist die Anzahl aktiver Hassgruppen zwischen 2000 und 2010 um 66 % angestiegen und betrug 2010 über 1000 aktive Online-Hassgruppen (Potok 2011). Für Deutschland sind solche präzisen quantitativen Eingrenzungen allerdings kaum verfügbar. Allenfalls im Rahmen des Verfassungsschutzes und des Jugendschutzes finden sich Anhaltspunkte für verwandte Themen. Beide fokussieren dabei jedoch nicht auf Hassgruppen im engeren Sinne, sondern primär auf rechtsradikale Internetpräsenzen. Gemäß der aktuell verfügbaren Berichte verweist der Bundesverfassungsschutz für 2014 nur vage auf eine hohe Zahl offen fremdenfeindlicher, antisemitischer und islamfeindlicher Hetze auf rechtsextremistischen Internetseiten und vermerkt, dass mittlerweile soziale Netzwerke eine zunehmend wichtige Rolle dabei spielen, entsprechende Ideologien zu verbreiten (Bundesministerium des Inneren 2015, S. 42 f.). Etwas präzisere Angaben sind dem jährlichen Bericht von jugendschutz.net zu entnehmen: Diese gemeinsame Einrichtung der Jugendministerien der Bundesländer überprüft das Internet bezüglich Verstößen gegen das Jugendschutzgesetz und registrierte 2014 insgesamt 7934 Verstöße gegen Jugendschutzbestimmungen, von denen sich 17 % auf deutschen Angeboten fanden. Bei den von jugendschutz.net bearbeiteten Fällen handelte es sich jedoch meist um Pornografie (31 %). Extremistische Inhalte stellten 26 % dar – machten also insgesamt 1983 der bearbeiteten Verstöße aus (Glaser et al. 2015, S. 27). Selbstverständlich handelt es sich dabei nicht um eine realistische Einschätzung der effektiv vorhandenen Fälle, sondern nur um einen Tätigkeitsbericht – über die Größe des Dunkelfeldes gibt es keine Angaben.

Zusätzlich erwähnt jugendschutz.net in seinem aktuellen Bericht nicht nur rechtsradikale Inhalte, sondern weist auch auf die Relevanz professionell wirkender und oft deutschsprachiger islamistischer Propagandavideos hin, die auf YouTube und Facebook eine große Breitenwirkung auch außerhalb des extremistischen Spektrums entfalten. Hierin wurden etwa „gewaltsame Konflikte in Nahost instrumentalisiert, um antisemitische Parolen zu verbreiten. Bilder toter und verletzter Kinder sollten emotionalisieren und zum Hass gegen Juden anstacheln" (Glaser et al. 2015, S. 9). Es ist dabei wichtig zu verstehen, dass bereits ein einzelner aktiver Täter eine riesige Menge extremistischen Materials über verschiedene Mainstreamplattformen, wie etwa Facebook, verbreiten kann.

Innerhalb Europas sind Soziale Medien mittlerweile zu einem Forum für aggressive und gewalthaltige Diskussionen geworden. Das Erstarken eines rechtsextremistisch orientierten politischen Populismus während der 2000er Jahre hat die öffentliche Sorge über onlinebasierten Hass dabei noch ansteigen lassen (vgl. Bartlett et al. 2011; Caiani und Parenti 2013; Lucassen und Lubbers 2012).

Auf einer weiteren Ebene haben auch europäische Terroristen und Amoktäter online Manifeste verbreitet, in denen sie Gewalt gegen die Mainstream-Gesellschaft befürworten (Sandberg et al. 2014). Selbstzeugnisse solcher Täter werden mitunter durch andere Nutzer in hochfrequentierten Online-Communities weiterverbreitet. Böckler und Seeger konnten für Täter von Schulamokläufen sogar virtuelle Fangemeinden identifizieren, in denen diese Täter glorifiziert werden und stuften sie als potentielle Identifikationsplattformen ein (Böckler und Seeger 2010). Eine solche potentielle Identifikationswirkung bezüglich dieser Straftäter über soziale Netzwerke konnte seither auch von anderen Autoren beobachtet und theoretisch erklärt werden (Oksanen et al. 2014b; Kahr und Robertz, im Druck).

Alltägliche Formen von Hass

Hate Speech und hassbasiertes Online-Material sind jedoch zusätzlich in einem breiteren Kontext zu sehen. Hasserfülltes und bedrohliches Material wird nicht nur von organisierten Hassgruppen oder hochaktiven Individuen gepostet. Vielmehr wird offenbar eine erhebliche Menge von Hate Speech und hassbasiertem Online-Material bei der alltäglichen Nutzung des Internets verbreitet. So konnte beispielsweise im Rahmen einer Abschlussarbeit an der Fachhochschule der Polizei des Landes Brandenburg durch die Analyse von mehr als 1700 Kommentaren (die innerhalb eines Zeitraums von acht Tagen in drei ausgesuchten, offen zugänglichen und breit frequentierten Facebook-Gruppen getätigt wurden) gezeigt werden, dass dort bei knapp 14 % der Kommentare rechtsextreme Motive, Einstellungen, Rationalisierungen oder Techniken von rechtsextremen Straftaten deutlich wurden. Auch wenn es sich nicht um eine repräsentative Studie handelt, ist dies zumindest ein Hinweis, dass in onlinebasierten Sozialen Netzwerken ein „Einfallstor für ‚rechtsextremes' Gedankengut in den gesellschaftlichen ‚Mainstream'" (Herzog 2014, S. 33) existieren könnte.

Ebenso beinhalten insbesondere anonym geführte Online-Interaktionen nicht selten Hassbotschaften, die sogar Elemente von Cyberbullying und Belästigungen aufweisen können (Keipi und Oksanen 2014). Hierzu zählt auch das so genannte „Trollen". Im Internet-Jargon bezeichnet das Wort „Troll" eine Person, die absichtlich Zwietracht sät – beispielsweise indem sie Streit provoziert oder Menschen durch herabwürdigende Aussagen verletzt. Auch wenn einige Internetnutzer das Trollen als harmlosen Spaß ansehen, wirkt diese Kommunikationsform auf andere Nutzer sehr verstörend. Eine kürzlich publizierte Studie von Buckels et al. (2014) stellte sogar fest, dass das Trollen als Internetmanifestation eines Alltagssadismus gesehen werden kann. Sie konnten aufzeigen, dass das Trollen positiv mit Sadismus, Psychopathie und Machiavellismus korreliert. Eine weitere Studie von Keipi et al. (2015a) bemerkte darüber hinaus, dass diejenigen Internetnutzer, die online eine hohe Anonymität bevorzugten, auch eine höhere Grandiosität und niedrigere Selbstachtung berichteten und mithin möglicherweise eine verwundbarere Selbstidentität aufweisen. Weitere Forschung wird diese frühen Erkenntnisse präzisieren müssen, doch ist schon jetzt ersichtlich, dass bestimmte psychologische Charakteristika von Internetnutzern sich online in sozialem Fehlverhalten zu manifestieren scheinen.

Studien weisen zudem darauf hin, dass das Online-Ausleben von Aggression keine kathartische Wirkung erzielt, sondern eher zu einer Zunahme des Hasses führt. Es existieren ganze Webseiten, die in erster Linie darauf abzielen, dort dem eigenen Ärger Ausdruck zu verleihen – so genannte „Rant"-Seiten. Martin et al. (2013) haben mit Besuchern solcher Webseiten zwei Studien durchgeführt und herausgefunden, dass diese möglicherweise auf den Webseiten eine kurzzeitige Möglichkeit bekommen, ihren Ärger loszuwerden, dass ihre Handlungen jedoch langfristig zu ungesunden und fehlangepassten Verhaltensweisen führen. Selbst das Lesen und Schreiben der „Rants" wurde mit negativen Stimmungsveränderungen assoziiert.

Solche wütenden und hasserfüllten Internetnutzer können leicht die Tätigkeiten von dutzenden oder gar hunderten anderer Internetnutzer stören, ohne dass sie notwendigerweise die Konsequenzen ihrer Handlungen selbst spüren müssen.

Potentiell schädigende Online-Inhalte 3

Hassbasiertes Online-Material ist nur ein Beispiel einer Vielzahl potentiell schädigender Online-Inhalte, auf die Kinder und Jugendliche im Internet zugreifen können. Beispielsweise führte die Möglichkeit der Streuung nutzergenerierter Inhalte auch zum Erstarken von Gemeinschaften, die absichtliche Selbstschädigungen propagieren – hierzu zählen etwa Pro-Suizid- oder Pro-Selbstverletzungs-Gruppen. Derartiges Material wird zwar meist in kleinen Gemeinschaften geschaffen und verbreitet, jedoch kann jeder Nutzer leicht darauf zugreifen, wenn er sich mit den jeweiligen Inhalten auseinandersetzen möchte. Im Zentrum solcher Angebote steht die positive Hervorhebung von Verhaltensweisen, die das Wohlgefühl und die psychische Gesundheit junger Menschen beeinträchtigen und potentiell zu negativen Effekten für die Betrachter führen (Mitchell et al. 2013).

Studien versuchten in diesem Rahmen auch mögliche Vorteile zu finden, die durch die Auseinandersetzung mit derartigen Materialien entstehen könnten. Jedoch zeigte sich deutlich, dass potentielle Schädigungen durch die Wahrnehmung der Inhalte bei weitem überwogen (Daine et al. 2013). Zentrale Risiken beinhalteten etwa die Normalisierung und Romantisierung der Einstellungen und Handlungen zur Selbstschädigung (Tam et al. 2007; Becker und Schmidt 2004).

Bandbreite der potentiell schädigenden Materialien

Pro-Essstörungen Pro-Ana stellt für die Allgemeinbevölkerung, wie auch für Mitglieder der Selbstschädigungen propagierenden Netzwerke, möglicherweise die bekannteste der grundlegenden Formen von Schädigung befürwortenden Webangeboten dar (Brotsky und Giles 2007; Gavin et al. 2008; Norris et al. 2006). Gemäß einer Studie von Custers und Van den Bulck (2009) haben in einem belgischen Sample von 711 Kindern und Jugendlichen im Alter von 13, 15 und 17 Jahren

© Springer Fachmedien Wiesbaden 2016
F. J. Robertz et al., *Viktimisierung junger Menschen im Internet,* essentials,
DOI 10.1007/978-3-658-12325-3_3

fast 13 % der Mädchen und 6 % der Jungen Pro-Anorexia Webseiten besucht. Die befragten Mädchen berichteten dabei einen höheren Antrieb, dünn und perfekt zu erscheinen, ebenso wie ein stärker negatives Bild ihres eigenen Aussehens. Dazu passend erzielten Mitglieder von Pro-Ana Gemeinschaften höhere Werte bei der Befragung hinsichtlich eines gestörten Essverhaltens (Harper et al. 2008; Rodgers et al. 2012). Eine groß angelegte EU-Studie unter dem Namen „EU Kids Online" zeigt auf, dass 10 % der befragten europäischen Kinder zwischen 11 und 16 Jahren bereits Seiten besucht haben, die Essstörungen propagieren (Livingstone et al. 2011, S. 7).

Pro-Suizid Insbesondere in den 2000er Jahren haben sogenannte Suizidforen eine intensive Diskussion ausgelöst (Winkel et al. 2003; Biddle et al. 2008; Luxton et al. 2012). Die erwähnte EU-Studie weist in Bezug auf den Besuch von Pro-Suizidseiten immerhin einen Wert von 5 % aller befragten europäischen Kinder zwischen 11 und 16 Jahren aus (Livingstone et al. 2011, S. 7). Allerdings propagieren keineswegs alle Suizidforen tatsächlich den Suizid. Eine Studie von Recupero und seinen Kollegen (2008) fand auf Basis einer Erhebung mit Internetsuchmaschinen heraus, dass nur 11 % der Suizidwebseiten tatsächlich den Suizid propagierten. Ebenso versuchten Kemp und Collings (2011) die Sichtbarkeit von Suizidforen mittels einer komplexen Analyse von Webcrawler-Daten einzuschätzen. Dabei fanden sie heraus, dass es sich im Vergleich zu Suizidpräventionsseiten bei Suizidforen um ein marginales Phänomen handelt. Reviews von empirischen Studien kommen letztlich zu dem Schluss, dass Internetsurfen im allgemeinen und der Besuch von Suizidforen im speziellen sowohl positive wie negative Einflüsse auf junge Menschen haben können, wenn diese Risikofaktoren für Selbstverletzung oder Suizid aufweisen (Eichenberg 2010; Daine et al. 2013). Als vielleicht deutlichsten Hinweis auf eine mögliche schädigende Wirkung des Besuchs von Suizidforen konnten Längsschnittstudien aufzeigen, dass die Teilnahme an Online-Diskussionsforen zum Thema Suizid bzw. der Besuch anderer Pro-Suizid Webseiten die Intensität von Suizidphantasien steigerte (Dunlop et al. 2011; Sueki 2013; Sueki et al. 2014).

Pro-Selbstverletzung Nicht-suizidale Selbstverletzungen von Jugendlichen (engl.: non-suicidal self-injury, NSSI) beinhalten die Verstümmelung des eigenen Körpergewebes, ohne dass damit eine suizidale Absicht verbunden wäre. Dieses Verhalten stellt ein verbreitetes Phänomen unter jungen Menschen dar (Favazza 1998; Nock 2010). So wurde etwa in deutschsprachigen Ländern über einen Zeitraum von 6 Monaten eine Prävalenz zwischen 7,6 % und 14,6 % gemessen (Plener et al. 2013, S. 1439). 7 % der europäischen Kinder zwischen 11 und 16 Jahren haben nach Angaben der „EU Kids Online"-Studie schon einmal eine Pro-Selbstver-letzung-Webseite besucht (Livingstone et al. 2011, S. 7). Nach einer Studie von Whitlock, Powers und Eckenrode (2006) ist die Mehrzahl der Nutzer von Pro-Selbstverletzung-Webseiten weiblich und im Alter zwischen 12 und 20 Jahren. Lewis und Kollegen (2011) fokussierten bei Ihrer Studie auf einhundert NSSI-Videos auf YouTube und argumentierten, dass alleine die Existenz der durchgängig grafisch expliziten und positiv bewerteten NSSI-Videos auf einer Mainstream-Plattform wie YouTube zur Normalisierung von selbstverletzendem Verhalten beitrage. Der Besuch von Pro-Selbstverletzungs-Webseiten wird zudem mit dem Besuch von Webseiten mit Angeboten aus den Pro-Ana- und Pro-Suizid-Bereichen in Verbindung gebracht.

Todes-/Snuff-Webseiten Ein weiteres pathologisches Online-Genre stellen Web-seiten dar, die sich der Darstellung von Tötungen realer Personen verschrieben haben. Während es sich ursprünglich um ein eher verstecktes Randphänomen han-delte, bei dem zumeist Live-Aufnahmen von tödlichen Unfällen, Suiziden oder Hinrichtungen gesammelt wurden, stellen mittlerweile terroristische Gruppierun-gen zu Propagandazwecken die expliziten Tötungen von Gegnern in Mainstream-Social-Media wie YouTube und Twitter dar. In Bezug auf Besucherstrukturen und mögliche Konsequenzen der Auseinandersetzung mit Snuff-Inhalten existieren bislang noch keine wissenschaftlich fundierten Erkenntnisse.

Länderspezifische Unterschiede der Online-Risiken

In internationalen Vergleichsstudien zeigen sich durchaus immer wieder kultur-spezifische Unterschiede der Auseinandersetzung mit Schädigung befürwortenden Webangeboten – so z. B. in der Art der Beeinflussung und der Motivation der Nutzung von Suizidforen, die vom Wunsch der Genesung von suizidalen Tenden-zen bis hin zur Hilfe in der Vorbereitung des Suizids reichen können (Eichenberg 2010; Sueki und Eichenberg 2012). Strukturierte Analysen solcher Unterschiede im Ländervergleich sind jedoch noch sehr selten. Immerhin gelang es Ellen Hel-sper und ihren Kollegen (2013) eine Besonderheit der skandinavischen Länder und der Niederlande festzustellen. Der Studie zufolge gehören Kinder und Jugendliche in diesen Ländern zu den „unterstützten risikofreudigen Erkundern". Sie sind ten-denziell eher erfahrene Nutzer von Sozialen Medien und werden von ihren Eltern zum Umgang mit den Medien ermutigt. Sie begegnen dadurch aber ebenso poten-tiell häufiger Online-Risiken, zu denen auch Schädigungen befürwortende Web-angebote gehören. Kinder und Jugendliche in Deutschland, Großbritannien sowie den meisten mittel- und südeuropäischen Ländern unterliegen dagegen stärkeren

Einschränkungen durch ihre Eltern und begegnen Online-Risiken in der Folge in einem geringeren Umfang. Gerade bei jüngeren Kindern spielen zudem Sprachbarrieren eine Rolle, da sie den Zugang zu anderssprachigen Webseiten mühsamer machen. Außerdem ist in einer globalen Perspektive die reine Möglichkeit des Internetzugangs relevant, da etwa Kinder und Jugendliche im Mittleren Osten, Südasien oder Afrika nicht in der selben Intensität das Internet nutzen können, wie Kinder in westlichen Industrienationen und somit auch weniger häufig potentiell schädigenden Inhalten ausgesetzt sind.

Kulturelle Unterschiede bedeuten jedoch nicht notwendigerweise einen signifikanten Unterschied im Online-Verhalten, was durchaus mit dem globalisierenden Effekt des Internets außerhalb von Sprachbarrieren begründet werden kann. So fand etwa eine Vergleichsstudie zwischen den USA und Finnland von Keipi und seinen Kollegen (2015b) sehr ähnliche Werte für die Auseinandersetzung von Kindern und Jugendlichen aus beiden Ländern mit Pro-Essstörung-, Pro-Suizid-, Pro-Selbstverletzung und Todes-/Snuff-Webseiten.

Nicht zuletzt aufgrund dieses bislang noch sehr bruchstückhaften Wissenstands bezüglich länderspezifischer Unterschiede der Auseinandersetzung junger Menschen mit hassbasiertem Online-Material und potentiell schädigenden Online-Inhalten, erscheint es sinnvoll, die Situation in Deutschland nicht losgelöst, sondern in einem möglichst internationalen Kontext zu betrachten.

Forschungsdaten zur Lage in Deutschland aus länderübergreifender Perspektive

4

Durch die finnische Kone Foundation erhielten die Verfasser die Möglichkeit, länderübergreifende Daten über die in diesem Band diskutierten Phänomene zu erheben. Die Studie richtete sich an Jugendliche und junge Erwachsene im Alter zwischen 15 und 30 Jahren, wobei im Frühjahr 2013 Daten für Finnland ($n=555$) und die USA ($n=1.033$) und im Frühjahr 2014 Daten für Großbritannien ($n=999$) und Deutschland ($n=978$) erhoben wurden. Die Befragten wurden aus einer demographisch ausgeglichenen Gruppe rekrutiert und nahmen freiwillig an der Studie teil (für nähere Informationen Näsi et al. 2014).

Wahrnehmung

Der erste Teil der Datenerhebung betraf die Online-Aktivitäten und -Interaktionen der Befragten, ebenso wie ihre soziodemografischen und psychosozialen Charakteristika. Ein Fokus lag dabei auf der Intensität, mit der hassbasiertes Online-Material und potentiell schädigende Online-Inhalte durch die Befragten aufgesucht wurden. Abbildung 4.1 zeigt den Umfang, in dem die 15 bis 30 Jahre alten Menschen in den vier Ländern potentiell schädigende Online-Inhalte wahrgenommen hatten.

Um zu messen, inwieweit die Teilnehmer der Studie Hass im Internet ausgesetzt gewesen waren, wurde erfragt „Haben Sie in den letzten drei Monaten Aussagen im Internet gehört oder gesehen, welche besondere Personengruppen oder Einzelpersonen hasserfüllt oder herabwürdigend attackierten?" Weitere vier Items wurden mit der Frage erhoben, „Haben Sie in den letzten 12 Monaten einen oder mehrere der folgenden Website-Typen gesehen?" Die Antwortmöglichkeiten beinhalteten Webseiten, die auf Tod und Tötungen von realen Menschen fokussierten, bzw. Essstörungen, Suizidmöglichkeiten oder Wege zur Selbstverletzungen

© Springer Fachmedien Wiesbaden 2016
F. J. Robertz et al., *Viktimisierung junger Menschen im Internet*, essentials,
DOI 10.1007/978-3-658-12325-3_4

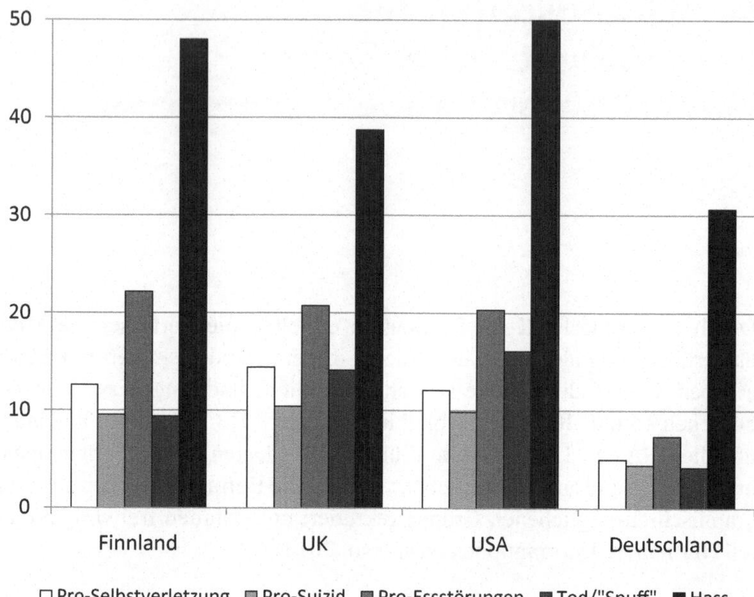

Abb. 4.1 Berührung junger Menschen mit potentiell schädigenden Online-Inhalten in vier Ländern (%)

thematisierten. Als Antwortmöglichkeit stand jeweils „ja" oder „nein" zur Verfügung. Abbildung 4.1 zeigt die prozentualen Anteile der Studienteilnehmer, die im erfragten Zeitraum entsprechendes Material wahrgenommen haben.

Anhand der Grafik wird schnell deutlich, dass die Wahrnehmung von hassbasiertem Online-Material in allen Samples relativ häufig vorkam. In den 3 Monaten vor der Befragung waren 53 % der Teilnehmer aus den USA und 48 % der Teilnehmer aus Finnland entsprechenden Materialen ausgesetzt gewesen. Demgegenüber antworteten 39 % der britischen und 31 % der deutschen Befragten, dass sie derartige Materialien wahrgenommen hatten. Der größte Anteil der Hassmaterialen wurde dabei im Bereich Sozialer Medien wie etwa Facebook, Twitter und YouTube, sowie in Internetforen beobachtet. Inhaltlich bezogen sich die Materialien häufig auf sexuelle Orientierungen, Ethnien, Nationalitäten, religiöse Überzeugungen oder politische Sichtweisen.

Auch in Bezug auf die anderen vier Fragen zeigte sich, dass die Raten der Wahrnehmung problematischer Inhalte in Deutschland deutlich niedriger waren, als in den USA, Finnland und Großbritannien. Nur etwas mehr als 4 % der deutschen

Befragten hatten im Jahr vor der Erhebung Webseiten besucht, die sich vor allem der Darstellung von Tod und der Tötung realer Menschen widmen. Dagegen berichteten finnische Befragte dies zu 10 %, britische zu 14 % und US-amerikanische zu 16 %. Gleichzeitig sagten etwa 7 % der deutschen Studienteilnehmer aus, Webseiten besucht zu haben, die Essstörungen propagierten, während die Befragten der anderen Länder dies zu über 20 % berichteten. Pro-Suizidseiten hatten weniger als 5 % der deutschen Befragten aufgesucht, während die anderen Länder hier Anteile von etwa 10 % aufwiesen. Auch bezüglich des Besuchs von Pro-Selbstverletzungsangeboten berichteten diese Erfahrung 5 % der deutschen Befragten, jedoch benannten 12 % der befragten US-Amerikaner, 13 % der befragten Finnen und 14 % der befragten Briten den Besuch solcher Webseiten.

Im Rahmen der Studie fanden sich auch Hinweise auf negative Effekte der Wahrnehmung von problematischen Online-Inhalten. Über häufig genutzte Messskalen zu Wohlbefinden und Lebenszufriedenheit ließ sich beispielsweise feststellen, dass in allen vier Ländern diejenigen Befragten signifikant weniger zufrieden mit ihrem Leben waren, die onlinebasierten Hass-Materialien ausgesetzt gewesen waren.

Auf Skalen von 1 bis 10, bei denen 1 „extrem unzufrieden" und 10 „extrem zufrieden" entspricht, berichteten in Deutschland jene Befragten, die entsprechende Online-Inhalte nicht wahrgenommen hatten im Durchschnitt von einer Lebenszufriedenheit von 6.7, während die Lebenszufriedenheit der den Materialen ausgesetzten Teilnehmer im Durchschnitt bei 6.2 lag. Dieser deutliche Unterschied von einer halben Einheit fand sich ebenso stark in den USA und Großbritannien. In Finnland lag er mit 0.4 Punkten Unterschied nur geringfügig darunter.

Online-Viktimisierung

Natürlich bedeutet die Wahrnehmung potentiell schädigender Inhalte nicht automatisch eine Viktimisierung des Betrachters. Der aggressive und herabwürdigende Charakter der Inhalte kann jedoch insbesondere bei der Betrachtung durch vulnerable Menschen zu einer Traumatisierung beitragen. Ebenso muss nicht jede Online-Viktimisierung durch Webangebote hervorgerufen werden, die selbstschädigende Vorgehensweisen propagieren oder hasserfüllte Inhalte darstellen. In der genannten Studie wurden daher verschiedene Formen der Online-Viktimisierung erfragt.

Frühere Forschungsergebnisse haben in diesem Kontext bereits darauf hingewiesen, dass insbesondere jüngere Internetnutzer mehrere unterschiedliche Formen der Online-Viktimisierungen erleiden können (z. B. Staksrud et al. 2013). Dies ist möglicherweise der Tatsache geschuldet, dass Jugendliche und junge Erwachsene neue Technologien häufiger und intensiver benutzen – daher verbringen sie generell auch mehr Zeit online als ältere Internetnutzer.

In der vorliegenden Studie wurden von uns drei verschiedene grundlegende Formen der Online-Viktimisierung erfragt: die Opferwerdung durch Online-Hass (Hate), Online-Belästigung (Harassment) und Online-Straftaten (Cybercrime). Der Begriff „Harassment" wird dabei in diesem Buch als „Online-Belästigung" übersetzt, da es keine exaktere deutsche Entsprechung gibt. Der Intensität der eigentlichen Verhaltensweise wird der deutsche Begriff jedoch nicht ganz gerecht. Man versteht unter dem international gebräuchlichen Begriff Harassment Bedrohungen oder andere bedrängende Verhaltensweisen, die einem Menschen direkt online entgegengebracht oder öffentlich dargestellt werden, damit andere die Handlung wahrnehmen (Mitchell et al. 2014).

Mit diesen drei grundlegenden Formen der Online-Viktimisierung wurde somit ausdrücklich nicht nur nach Erfahrungen mit dem Phänomen Cyberbullying gefragt, sondern auch nach dem Erleiden von schwerwiegenden Straftaten. Abbildung 4.2 zeigt die prozentualen Anteile der zum Opfer gewordenen, 15 bis 30 Jahre alten jungen Menschen aus den vier dargestellten Teilerhebungen in Deutschland, Finnland, Großbritannien und den USA.

Um festzustellen, inwieweit die Studienteilnehmer Ziel von Online-Hass gewesen sind, wurden sie mit der Aussage konfrontiert, „Ich bin persönlich Ziel von hasserfülltem oder herabwürdigendem Material im Internet gewesen." Online-Be-

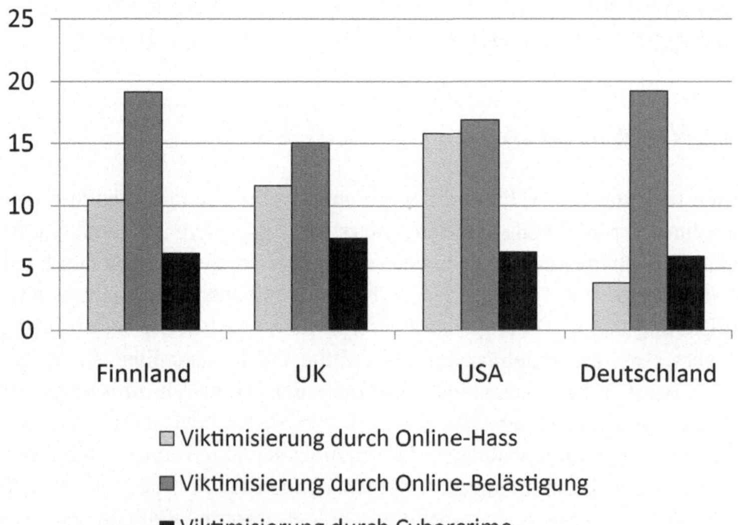

Abb. 4.2 Online-Viktimisierung junger Menschen in vier Ländern (%)

lästigungen wurde mit der Frage erhoben „Wurden Sie Ihrer eigenen Einschätzung nach schon einmal zum Ziel von Belästigungen im Internet? Haben z. B. andere Personen ohne Ihre Erlaubnis private oder falsche Informationen über Sie im Internet verbreitet oder Fotos von Ihnen ohne Ihre Erlaubnis hochgeladen und geteilt?" Viktimisierungen durch Online-Straftaten wurden mit folgender Frage erfasst: „Hat jemand in den letzten drei Jahren eine Straftat im Internet gegen Sie begangen?" Als Antwortmöglichkeiten standen jeweils „ja" und „nein" zur Verfügung.

Wie die Grafik verdeutlicht, kommt nach Angaben der Befragten auch die Viktimisierung durch Online-Hass in Deutschland weit seltener vor, als in den drei anderen Ländern. Während in Deutschland nur 4 % der Studienteilnehmer sich persönlich als Opfer von Online-Hass sahen, waren dies in Finnland und Großbritannien 11 % und in den USA sogar 16 %.

In Bezug auf die Selbstwahrnehmung als Opfer von Cybercrime liegen die Ergebnisse hingegen weit näher beieinander. Ungefähr 6 % der deutschen, finnischen und US-amerikanischen sowie 7 % der britischen jungen Menschen berichteten, im Zeitraum der vergangenen drei Jahren zum Opfer von Online-Straftaten geworden zu sein. Bei den Mehrfachantworten zur Spezifizierungen der Art der erlittenen Opferwerdung spielten vor allem Beleidigung und Verleumdung (40 %), sowie Nötigung und Gewaltandrohung (34 %) eine wichtige Rolle. Aber auch über zahlreiche Fälle von Betrug (23 %), Identitätsdiebstahl (23 %) und sexuelle Belästigung (17 %) wurde berichtet.

Ein besonders interessantes Ergebnis ist zudem, dass Deutschland und Finnland vergleichsweise hohe Werte im Bereich der Online-Belästigung erzielen. Etwa 19 % der Befragten aus beiden Ländern berichteten, innerhalb der letzten drei Jahre online belästigt worden zu sein, während dies bei 17 % der US-amerikanischen und 15 % der britischen Befragten der Fall war. Auch wenn die deutschen Vergleichswerte im internationalen Vergleich meist etwas niedriger ausfallen, als in Finnland, Großbritannien und den USA, bedeutet das nicht, dass deutsche Internetnutzer vor den Gefahren des Internets sicher sind. Tatsächlich berichteten insgesamt 23 % der deutschen Befragten, Opfer in mindestens einem der Bereiche Online-Hass, Online-Belästigung oder Cybercrime geworden zu sein.

Länderunterschiede

Seit den frühen 2000er Jahren ist das Internet zu einer scheinbar unverzichtbaren Quelle der Information und Inspiration für junge, wie für ältere Menschen geworden. Durch den stets verfügbaren Zugang und ohne die Notwendigkeit einer vorherigen Identifikation erlaubt es das Internet, hasserfüllte Vorstellungen von

Individuen oder Gruppen unmittelbar an ein weltweites Publikum zu übermitteln. Die skizzierte Studie weist dabei auffällige Unterschiede zwischen den befragten Ländern auf: Obwohl die Quoten der Internetnutzung als solches in allen vier Ländern bei etwa 90 % liegen, fällt die Häufigkeit, mit der deutsche Befragte Online-Hass und problematischen Inhalten begegneten, in den meisten Aspekten der Studie deutlich geringer aus als im internationalen Vergleich. Im Gegensatz dazu liegt die Viktimisierung durch Online-Belästigung in Deutschland jedoch höher, als in den beiden englischsprachigen Ländern.

Auch wenn die vorliegenden Daten keine eindeutige statistische Erklärung für diese Unterschiede zulassen, sind zwei plausible Hypothesen denkbar, der die spätere Forschung nachgehen kann: Zum einen existieren in den vier Ländern ungleiche strafrechtliche Grundlagen, ebenso wie Unterschiede in der Gesetzgebung bezüglich Hate Speech und hassbasiertem Online-Material. Zumindest teilweise könnten Unterschiede der Auseinandersetzung mit entsprechenden Materialien daher durch Etikettierungs- und Zuschreibungsprozesse oder den Versuch der Einhaltung legalen Verhaltens erklärbar sein. Zum anderen kann auch der sprachliche Zugang durchaus eine relevante Rolle spielen. Beispielsweise müssen deutsche Internetnutzer nicht notwendigerweise englischsprachige Webseiten besuchen, um sich mit den relevanten Inhalten zu beschäftigen, während etwa Finnen Teil einer derart kleinen Sprachgemeinschaft sind, dass grundlegende Englischkenntnisse für junge Surfer obligatorisch sind. Daher werden vermutlich auch eher englischsprachige Inhalte des Internets von ihnen gezielt angesurft. Gerade die Online-Belästigung dürfte dagegen via Soziale Medien in der eigenen Landessprache stattfinden und damit Teil des alltäglichen muttersprachlichen Kommunikationsprozesses sein.

Letztlich ist noch relativierend hinzuzufügen, dass die erhobenen Daten Einschätzungen und Aussagen der Internetnutzer darstellen und damit keine objektive „Wahrheit" abbilden können. Ein gutes Beispiel ist die Aussage der Nutzer zur Viktimisierung durch Cybercrime. Die entsprechenden Taten müssen von den Befragten zunächst bemerkt und dann als strafrechtlich relevant definiert werden. Während der Befragung müssen sie dann erinnert und willentlich den Befragern mitgeteilt werden. Auch wenn Opferbefragungen generell ein gutes Mittel sind, um eine Vorstellung des Ausmaßes eines so genannten Dunkelfeldes zu erhalten (also von der real stattfindenden Menge an Taten, die sich aus verschiedensten Gründen nicht in offiziellen Statistiken wiederfindet), so kommt diese Methode im Bereich der Online-Kriminalität an ihre Grenzen. Allzu häufig bleiben Taten unbemerkt – schon die täglichen Malwareangriffe auf den eigenen Rechner müssten eigentlich bei den deutschen Befragten je nach Angriffsform bereits als Versuch des Ausspähens und Abfangens von Daten (§§ 202a, 202b, 202c StGB) bzw. der Datenveränderung und Datenspionage (§§ 303a und 303b StGB) oder ganz klassisch als Betrugshandlungen gemäß § 263 StGB genannt werden. Sie werden jedoch subjektiv nicht als solche bewertet und daher auch nicht angegeben.

Dennoch erlauben die erhobenen Daten eine hilfreiche Einschätzung der bewussten Wahrnehmung von potentiell schädigenden Inhalten und sind sehr gut als Beleg dafür geeignet, dass junge Menschen in hohem Maße Online-Risiken begegnen.

Die skizzierte Vergleichsstudie mit Daten aus Deutschland, Finnland, Großbritannien und den USA zeigt, dass neben der bereits bekannten Auseinandersetzung mit Formen von Cyberbullying auch die Wahrnehmung von onlinebasiertem Hass und Online-Belästigungen für viele junge Menschen ein integraler Bestandteil der alltäglichen Online-Erfahrung ist. Es wurde deutlich, dass ein breites Spektrum von verschiedensten potentiell schädigenden Online-Materialien existiert und dass zahlreiche junge Menschen berichten, solche Materialen wahrzunehmen und sich von ihnen viktimisiert zu fühlen. In Deutschland berichteten insgesamt 23 % der befragten jungen Menschen, Opfer von Online-Hass, Online-Belästigungen oder Cybercrime geworden zu sein.

Offline- und Online-Erfahrungen

Auch wenn es derzeit noch an Längsschnittstudien zu Cyber-Viktimisierung mangelt, stellen Studien zum Thema Mobbing an Schulen und anderen Offline-Viktimisierungen einen hilfreichen ersten Bezugsrahmen dar. So fand bspw. eine finnische Studie heraus, dass im Alter von acht Jahren gemobbte Kinder 10 bis 15 Jahre später mit einer höheren Wahrscheinlichkeit an Angststörungen leiden (Sourander et al. 2007). Dazu passend belegte eine holländische Forschergruppe höhere Wahrscheinlichkeiten für psychosomatische und psychosoziale Probleme bei gemobbten Kindern (Fekkes et al. 2006). Da klare Überschneidungen zwischen traditionellem Mobbing und Cyberbullying existieren (Sourander et al. 2010), ist es sehr wahrscheinlich, dass Cyberbullying einen analogen Langzeiteffekt zur Folge hat wie offline durchgeführtes Mobbing.

Zahlreiche Studien haben auch eine direkte Verbindung zwischen der Viktimisierung durch Cyberbullying und Depression entdeckt, wobei Cyberbullying sich

© Springer Fachmedien Wiesbaden 2016
F. J. Robertz et al., *Viktimisierung junger Menschen im Internet*, essentials,
DOI 10.1007/978-3-658-12325-3_5

nicht nur als schädigend für die Opfer, sondern auch für die Täter herausgestellt hat (Hamm et al. 2015). Zudem wurde die Viktimisierung durch Peers in diesem Rahmen in einer Metastudie mit Suizidgedanken und Suizidversuchen in Verbindung gebracht (van Geel et al. 2014). Zweifellos werden in diesem noch jungen Phänomenfeld dringend weitere Studien benötigt, damit präzisere Aussagen bewiesen werden können. Schon jetzt deuten die verfügbaren Studien jedoch darauf hin, dass Cyberbullying eine schädigende Wirkung auf das Wohlbefinden junger Menschen hat.

Bei aller Fokussierung auf Online-Phänomene ist es dabei auch wichtig zu verstehen, dass Online- und Offline-Erfahrungen durch die leichte Zugänglichkeit der Online-Welten heutzutage nicht mehr als völlig getrennt voneinander betrachtet werden können. Bspw. kann sich traditionelles Offline-Schulmobbing nach der Schule online in verschiedenen Sozialen Medien fortsetzen. Daher sollte die Online-Welt diesbezüglich eher als eine Erweiterung der Offline-Welt verstanden werden, nicht als ein scharf getrennter sozialer Kontext.

So hat auch eine Studie von Noll et al. (2013) festgestellt, dass Jugendliche, die in einer früheren Lebensphase schwere Offline-Viktimisierungen erlitten hatten, ein erhöhtes Risikoverhalten bei der Internetnutzung zeigten und zu einem späteren Zeitpunkt zusätzlich ein riskanteres Offlineverhalten aufwiesen.

Schutzfaktor soziale Beziehung

Gemäß einer Studie von Harris und seinen Kollegen (2009) verbringen suizidale Internetnutzer vermehrt Zeit online und erfahren offline eine geringere soziale Unterstützung. Dabei erleben sie durch den Online-Kontakt zu jungen Menschen mit ähnlichen Problemen ein Gefühl der Bestätigung oder Gemeinschaft mit Gleichgesinnten. Werden dabei Pro-Suizid-Angebote besucht, haben sich diese Gleichgesinnten allerdings bereits einer problematischen Sichtweise (oder im Fall von Pro-Essstörungs- oder Pro-Selbstverletzungsangeboten einer selbstschädigenden Lebensweise) verschrieben und verstärken gegebenenfalls gesundheitsschädigende Tendenzen.

Besonders gefährdet sind hierbei jene jungen Menschen, die in ihrer Offline-Welt nicht über funktionsfähige Beziehungen verfügen, die solchen Tendenzen entgegenwirken könnten. Dies zeigen auch Fälle von Jugendlichen, die schwere Gewalttaten an Schulen begangen haben. Einige der Täter hatten sehr schwache Offline-Kontakte, waren aber online enorm aktiv und suchten dort nach Bestätigung (Oksanen et al. 2013; Oksanen et al. 2014a; Sandberg et al. 2014). Sie fanden eine Gemeinschaft Gleichgesinnter, die ihre gewalttätigen Phantasien unterstützten und ließen sich in Bezug auf die reale Umsetzung ihrer Taten beeinflussen (Oksanen et al. 2014b). Es handelte sich also um Jugendliche, die zunächst offline Probleme hatten, sich dann in hohem Maße in problematischen Online-Welten engagierten und dort ihre Phantasien verstärkten, um ihre Handlungen schließlich in der realen Welt umzusetzen.

Online-Resilienz

Dennoch wirken sich potentiell schädigende Inhalte und Verhaltensweisen im Internet keineswegs auf alle jungen Menschen in gleichem Maße aus. Zum einen sind nach dem derzeitigen Stand des Wissens gerade jene jungen Menschen besonders gefährdet, die bereits psychosoziale Probleme aufweisen zu deren Lösung ihre Bewältigungskompetenz nicht ausreicht und die bereits offline Opferwerdungen erfahren mussten. Sie verfügen offenbar über geringere Ressourcen, um schadlos mit negativen Online-Erfahrungen umgehen zu können. Zum anderen zeigen jüngste Forschungsergebnisse aber auch, dass Offline-Bezugspersonen die geistige Gesundheit junger Menschen selbst bei negativen Online-Erlebnissen positiv beeinflussen können (Minkkinen et al., im Druck). Haben junge Menschen also stabile Freundschaftsbeziehungen und gute Beziehungen zu ihren Eltern, dann ist es weniger wahrscheinlich, dass negative Online-Erlebnisse sich schädigend auf sie auswirken.

Mithin sind die grundlegenden Probleme einer potentiellen Schädigung durch Webangebote nicht nur online zu suchen (Mitchell et al. 2011). Sicherlich benötigen wir dringend eine offene Diskussion über die breite Verfügbarkeit von aggressiven, hasserfüllten und bedrohlich wirkenden Online-Materialien sowie -Verhaltensweisen. Doch da es unrealistisch wäre, alle potentiellen Online-Risiken erfolgreich zu kontrollieren, liegt es nahe, die potentiell schädigenden Auswirkungen von Onlinerisiken auch dadurch zu reduzieren, dass verschiedene Offline-Faktoren beeinflusst werden.

Für eine gelingende Stärkung der Online-Resilienz sollte der Blick nicht nur auf Online-Welten gerichtet sein. Es ist auch essentiell, dass Eltern, Lehrer und Betreuer junge Menschen effektiv bei ihrer Identitätsfindung unterstützen und bestmöglich ihre Bewältigungskompetenzen fördern.

Schutz für junge Menschen im Internet

Um jungen Menschen bei der Orientierung in virtuellen Lebenswelten zu helfen, ist eine Fähigkeit nützlich, die qua Berufsausbildung eine Stärke von Pädagogen und Psychologen darstellt: die Vermittlung von zwischenmenschlichen und ethischen Prinzipien.

So kann beispielsweise schon der Merksatz *„Veröffentliche nur so viel online, wie du auch einem beliebigen Menschen auf der Straße von Dir erzählen würdest."* dazu beitragen, dass Kinder und Jugendliche nicht unreflektiert Materialien von sich offen posten, welche leicht zu ihrer eigenen Schädigung missbraucht werden können und zum unlöschbaren Teil ihrer digitalen Identität werden.

Doch welche Ansätze sind speziell für die beiden Schwerpunktbereiche Schutz gegen Online-Hass und Schutz gegen problematische Inhalte möglich?

Wege zum Schutz gegen Online-Hass

Gerade für Deutschland bekommt das Thema „Hass im Netz" zum Zeitpunkt der Erstellung dieses Büchleins eine bestürzende Aktualität. Die Problematik, dass wir nicht in sinnvollem Umfang auf die Ankunft einer großen Menge schwer viktimisierter und verzweifelter Menschen vorbereitet sind, führt einerseits zu menschenunwürdigen Zuständen für neu in Deutschland ankommende Flüchtlinge. Andererseits ist eine extreme Zunahme von hasserfüllten Kommentaren in sozialen Medien festzustellen, die sich in einer schwarz-weiß polarisierten Weltsicht gegen die Flüchtlinge stellen und ihre Angst vor dem Verlust eigener Ressourcen in Form von Hassäußerungen gegen die Asylsuchenden zum Ausdruck bringen. Der Versuch einer radikalen Vereinfachung führt dabei naturgemäß nicht zu einer lösungsorientierten Diskussionskultur, sondern zu dem Versuch, sich mit Gleichgesinnten in Gruppen zusammenzuschließen, um gemeinsam Hass, Hetze und im

© Springer Fachmedien Wiesbaden 2016

29

F. J. Robertz et al., *Viktimisierung junger Menschen im Internet*, essentials,
DOI 10.1007/978-3-658-12325-3_6

extremsten Fall auch reale Gewalt auszuüben. Die Sprachwissenschaftlerin Susan Benesch hat Übergriffe realer Gewalt durch zuvor medial verbreitete Hate Speech weltweit beobachtet und beschreibt zum Beispiel, wie anlässlich von Wahlen in Kenia u. a. mit Hilfe von Kommunikationsformen über das Internet Hetze und Halbwahrheiten verbreitet wurden, die zu gravierenden Folgen geführt haben – zu über 1000 Toten und 600.000 Vertriebenen (Benesch 2012 und 2014). Eine Studie von David Yanagizawa-Drott belegt rückblickend ähnliche Prozesse für Ruanda über das damals verbreitetere Kommunikationsmittel Radio (Yanagizawa-Drott 2014).

Auch wenn derart extreme Ausprägungsformen hierzulande aufgrund anderer politischer und sozialer Gegebenheiten nicht zu erwarten sind, mehren sich in den letzten Wochen (Stand: Oktober 2015) Berichte zu Übergriffen auf Flüchtlingsheime in Deutschland. Inwieweit diese tatsächlich durch die Berichterstattung oder den Einfluss von Sozialen Medien zu verantworten sind, muss kommunikationswissenschaftlich sehr differenziert betrachtet werden (Kahr und Robertz im Druck). Dennoch sollte es als Warnsignal verstanden werden, zügig Gegennarrationen zu erschaffen, um dem spürbar zunehmenden Hass im Internet entgegenzutreten. Richtlinien einer 2015 publizierten UNESCO-Studie zur Begegnung von Hate Speech können hier Anhaltspunkte liefern. Die Studie benennt vor allem

- die Notwendigkeit von Frühwarnsystemen, um festzustellen wo und wann besonders gefährliche Formen von Hate Speech auftreten,
- die Vorbereitung gemeinsam koordinierter internationaler Reaktionen,
- aktives Handeln von Sozialen Netzwerken und Internet Service Providern, um eine demonstrative Position gegen die Verbreitung von Hass einzunehmen und
- Kampagnen bzw. Initiativen zur Steigerung der Medienkompetenz, um Internetnutzern eine angemessene Reaktion gegen Äußerungen von Hass zu ermöglichen. (UNESCO 2015)

Neben den Möglichkeiten, Online-Hass bei Beschwerdestellen wie etwa jugendschutz.net oder direkt auf Sozialen Netzwerken, Videoplattformen oder in Web-Chats zu melden, beziehungsweise bei verbotenen Inhalten den Strafverfolgungsbehörden gegenüber anzuzeigen, ist mit Fokus auf der pädagogischen und psychologischen Arbeit mit jungen Menschen gerade der letztgenannte Aspekt der UNESCO-Studie besonders interessant. Welche Prinzipien sollten demnach vermittelt werden, um dem Hass zu begegnen?

Primär erscheint es wichtig, Hate Speech überhaupt zu erkennen und Fähigkeiten zu entwickeln, um sinnvoll auf derartige Nachrichten reagieren zu können. Das Vermitteln von Wissen und die Befähigung zur Analyse, Bewertung und Reaktion auf onlinebasierte Hate Speech ist daher eine essentielle Grundlage der pädagogischen Arbeit in diesem Bereich. Als offline thematisierbare Grundlage eignet sich die Ausbildung von Fähigkeiten zum kritischen Denken, welche durch eine Reflektion der ethischen Nutzung von Kommunikation unterstützt und letztlich auf das Beispiel Social Media angewandt werden sollte.

Es ist dabei zu beachten, dass Nutzer des Web 2.0 Inhalte im Internet nicht lediglich erfassen, sondern sie auch aktiv erschaffen. Sie kommentieren bzw. modifizieren Bestehendes und kommunizieren dazu miteinander über Soziale Plattformen. Sie sind also nicht nur Inhalten ausgesetzt – sie können sie auch verändern. Die Vermittlung von angemessenen Wegen der Schaffung von Social Media Content ist daher ein unverzichtbares Hilfsmittel, um Hassbotschaften selbstverantwortlich und selbstbestimmt entgegentreten zu können. Gestaltungsspielräume und Ressourcen müssen jungen Menschen deutlich gemacht werden, um überhaupt ethisch-reflektiert auf Hate Speech reagieren zu können (Hoechsmann und Poyntz 2012).

Um dies zu erreichen, fokussieren internationale Projekte gegen Online-Hass zumeist auf drei pädagogische Ziele. Sie vermitteln zunächst Informationen zu Ausprägungsformen, Folgen und gesetzlichen Rahmenbedingungen von Hate Speech. Dann werden Ursachen und Grundannahmen zu den verschiedenen Formen von onlinebasiertem Hass und Vorurteilen analysiert und schließlich konkrete Handlungsmöglichkeiten vermittelt sowie zur Konfrontation von Hate Speech ermutigt (UNESCO 2015).

Ein gutes europäisches Beispiel für diese Vorgehensweise ist das 'No hate speech movement' des Youth Department of the Council of Europe (http://www. nohatespeechmovement.org). In Deutschland fokussieren Projekte gegen onlinebasierten Hass bislang noch auf dem Aspekt des Rechtsradikalismus. Diesbezüglich lohnt sich für die konkrete Umsetzung in pädagogisch-psychologische Arbeit mit Jugendlichen vor allem ein Blick auf die Arbeit von „Hass-im-Netz" (http:// www.hass-im-netz.info/materialien.html) und Klicksafe (http://www.klicksafe. de/rechtsextremismus/) – hier insbesondere auf deren bereits konkret nutzbare pädagogischen Materialien (Beyersdörfer et al. 2009; Klicksafe 2013; Appelhoff 2013).

Wege zum Schutz gegen problematische Inhalte

Auch im Kontext des Schutzes gegen problematische Inhalte ist es natürlich möglich, solche Inhalte bei jugendschutz.net, kjm.online.de oder internet-beschwerdestelle. de zu melden, beziehungsweise bei verbotenen Inhalten auch anzuzeigen. Gerade für Kinder können darüber hinaus auch technische Schutzprogramme hilfreich sein. Wenn Erwachsene Kinder in der Realität durch physische Obhut vor grausamen Bildern schützen, entspricht dies im Internet einer begleiteten Internetnutzung bzw. der Einrichtung von Filtern oder Jugendschutzprogrammen. Jedoch muss man sich darüber im Klaren sein, dass technische Mittel nie einen vollständigen Schutz bieten können. Einerseits haben bereits mehrere Studien gezeigt, dass Kinder und Jugendliche geheime Accounts anlegen, wenn ihnen der Zugang zu Social Media verboten wird (Citron 2014, S. 245) und andererseits kann der Internetzugang alleine durch die Vielzahl mobiler Geräte mit denen junge Menschen heute das Internet nutzen gar nicht komplett technisch kontrolliert werden. Derartige Mittel können eine Medienerziehung mithin allenfalls unterstützen, jedoch keinesfalls ersetzen.

Wie aufgezeigt besteht eine relativ hohe Wahrscheinlichkeit, dass Kinder und Jugendliche unterschiedlichsten Online-Risiken begegnen werden. Daher kommt es darauf an, dass sie bereits zuvor lernen, problematische Inhalte angemessen einordnen zu können. Das Ziel muss also primär die Stärkung ihrer Online-Resilienz durch eine sinnvolle Medienpädagogik sein. Dabei geht es nicht nur um die Vermittlung medientechnischer Kenntnisse, sondern darum, unseren jungen Menschen eine differenzierte Medienkritik und die Möglichkeit zur medienbiografischen Selbstreflexion zu ermöglichen (Hoffmann und Ittel 2010).

In diesem Rahmen sollte auch unbedingt darauf aufmerksam gemacht werden, dass extreme Gewalt- und pornografische Darstellungen Minderjährigen generell nicht frei zugänglich gemacht werden dürfen. Wichtig ist dabei, dass dies nicht nur für die Anbieter der jeweiligen Webseiten gilt, sondern auch für die jungen Menschen selbst: Jugendliche können sich durch Besitz und Weitergabe der verbotenen Inhalte auch strafbar machen.

Natürlich ist es wesentlich, Kindern und Jugendlichen keine Schuld zuzuweisen, wenn sie (möglicherweise trotz vorheriger Absprachen) Kontakt zu problematischen Inhalten hatten. Die Angst vor eventuellen Strafen kann ansonsten dazu führen, dass ein Kind versucht, internetbezogene Probleme alleine zu lösen und damit Erwachsenen die Möglichkeit nimmt, ihm bei der Einordnung und Bewältigung der Erlebnisse zu helfen. Auch eine moralische Verurteilung der Rezeption dieser Inhalte ist wenig wirkungsvoll. Problematischen Inhalten ausgesetzt gewesen zu sein, sollte vielmehr als Chance betrachtet werden, grundlegende Fragen der Erziehung, wie etwa Moral, Gewalt, Sexualität oder das Fremd- und Selbstbild anzusprechen.

Fragen für den Einstieg könnten etwa sein, ob eine besuchte Webseite einem Jugendlichen nicht mehr aus dem Kopf gegangen ist oder ob ihm schon einmal etwas besonders unangenehm gewesen ist, was er im Internet gesehen hat. Über die Frage, ob derartige Inhalte denn anderen Jugendlichen gezeigt werden sollten, kann sich dann langsam eine inhaltliche Auseinandersetzung mit dem belastenden Thema entwickeln. Unterschiede zwischen realen und fiktiven Inhalten können herausgearbeitet und ein Gefühl dafür entwickelt werden, was ein betreffender Jugendlicher trotz seiner Neugier auf das Medium auf keinen Fall weiterhin wahrnehmen möchte. So wird gewissermaßen ein persönlicher Filter der Erträglichkeit geschaffen, der auch bei zukünftigen Entscheidungen helfen kann, inwiefern sich dieser Jugendliche bestimmte Inhalte sucht bzw. welche Folgen dies womöglich für ihn hat (Hoffmann und Ittel 2010).

In Gesprächen über besuchte Webseiten ist zudem darauf zu achten, ob eventuell bereits eine starke gesundheitliche Gefährdung besteht. Warnsignale sollten jedoch nicht zu Appellen und Zwang führen, sondern zur Selbstwertstärkung, fortgesetzten Gesprächsangeboten und bei Bestätigung des Verdachts zu einer ärztlichen Abklärung sowie der Hinwendung zu spezialisierten Hilfsangeboten.

In diesem Rahmen wird durchaus bereits das Medium selbst genutzt, um Betroffenen Hilfestellungen geben zu können. Im Bereich der Propagierung von Essstörungen existieren onlinebasierte Hilfsangebote, die per E-Mail oder Chat genutzt werden können – z. B. zentral über die Informationsplattform der Bundeszentrale für gesundheitliche Aufklärung (http://www.bzga-essstoerungen.de) oder direkt über die Anlaufstelle „Anorexia Nervosa and Associated Disorders" (https://www.anad-dialog.de). Online-Hilfe bei selbstverletzendem Verhalten findet sich durch Peerberater bspw. bei Nethelp4U (http://www.nethelp4u.de) und eine Online-Beratung für suizidgefährdete Jugendliche steht über die Caritas zur Verfügung (http://www.u25-deutschland.de).

Letztlich dürfen bei all den diskutierten Problemlagen jedoch nicht die wunderbaren Chancen des Mediums Internet vergessen werden, die jungen Menschen beständig neue prosoziale Welten eröffnen. Noch nie konnten Menschen beispielsweise derart effektiv auf riesige Mengen von Informationen zugreifen. Vinton Cerf, dem eine Schlüsselrolle in der Entwicklung des Internets zukommt, hatte bereits im Jahre 2003 auf einer Pressekonferenz in Rio de Janeiro den Kern des Phänomens in zwei Sätzen zusammengefasst: „Das Netz ist wie ein Blatt Papier. Es ist nichts als ein weiteres Werkzeug für die Kommunikation und kann als solches genutzt und auch missbraucht werden".

Dieses machtvolle Werkzeug wird uns zweifellos auf absehbare Zeit erhalten bleiben – wenn auch in einer sich ständig verändernden Form. Insofern die eingangs zitierten Eric Schmidt und Jared Cohen mit ihrer Einschätzung Recht behalten, tun wir gut daran unsere jungen Menschen aktiv zu unterstützen, damit ein potentiell riesiger Kollateralschaden der Lebensphase Jugend im Umgang mit dem Internet sich real in Grenzen hält. Dies liegt (auch) in unserer Hand.

Was Sie aus diesem essential mitnehmen können

- 23 % der jungen Menschen aus Deutschland berichten, Opfer von Online-Hass, Online-Belästigungen oder Cybercrime geworden zu sein.
- Jugendliche mit guter sozialer Anbindung tragen seltener negative Konsequenzen der Auseinandersetzung mit potentiell schädigenden Online-Inhalten davon.
- Die Online-Resilienz junger Menschen sollte durch sinnvolle Medienpädagogik gestärkt werden.

© Springer Fachmedien Wiesbaden 2016
F. J. Robertz et al., *Viktimisierung junger Menschen im Internet*, essentials,
DOI 10.1007/978-3-658-12325-3

Literatur

Amster, S. E. (2009). From birth of a nation to stormfront: A century of communicating hate. In B. Perry, B. Levin, P. Iganski, R. Blazak, & F. M. Lawrence (Hrsg.), *Hate crimes* (S. 221–247). Westport: Greenwood Publishing Group.

Appelhoff, M. (2013). *Rechtsextremismus im Internet. So schützen Sie Ihr Kind gegen rechtsextreme Inhalte im Netz.* Düsseldorf: Klicksafe – Landesanstalt für Medien (LfM) Nordrhein-Westfalen.

Bartlett, J., Birdwell, J., & Littler, M. (2011). *The new face of digital populism.* London: Demos.

Becker, K., & Schmidt, M. H. (2004). Internet chat rooms and suicide. *Journal of the American Academy of Child & Adolescent Psychiatry, 43*(3), 246–247.

Benesch, S. (2012). Words as weapons. *World Policy Journal, 29*(1), 7–12.

Benesch, S. (2014). Defining and diminishing hate speech. In P. Grant (Hrsg.), *State of the worlds minorities and indigenous people 2014* (S. 18–25). London: Minority Rights Group International.

Beyersdörfer, A., Glaser, S., & Günter, T. (2009). *Klickt's? Geh Nazis nicht ins Netz!* Wiesbaden: Hessische Landeszentrale für politische Bildung.

Biddle, L., Donovan, J., Hawton, K., Kapur, N., & Gunnell, D. (2008). Public health: Suicide and the Internet. *British Medical Journal, 336*(7648), 800–802.

Blazak, R. (2009). Toward a working definition of hate groups. In B. Perry, B. Levin, P. Iganski, R. Blazak, & F. Lawrence (Hrsg.), *Hate crimes.* Westport: Greenwood Publishing Group.

Böckler, N., & Seeger, T. (2010). *Schulamokläufer: Eine Analyse medialer Täter-Eigendarstellungen und deren Aneignung durch jugendliche Rezipienten.* Weinheim: Juventa.

Bowman-Grieve, L. (2009). Exploring „Stormfront": A virtual community of the radical right. *Studies in Conflict & Terrorism, 32*(11), 989–1007.

Brotsky, S. R., & Giles, D. (2007). Inside the „Pro-Ana" community: A covert online participant observation. *Eating Disorders, 15*(2), 93–109.

Brown, C. (2009). WWW.HATE.COM: White supremacist discourse on the Internet and the construction of whiteness ideology. *The Howard Journal of Communications, 20*(2), 189–208.

Buckels, E. E., Trapnell, P. D., & Paulhus, D. L. (2014). Trolls just want to have fun. *Personality and Individual Differences, 67*, 97–102.

© Springer Fachmedien Wiesbaden 2016

F. J. Robertz et al., *Viktimisierung junger Menschen im Internet,* essentials,

DOI 10.1007/978-3-658-12325-3

Bundesministerium des Inneren. (2015). *Verfassungsschutzbericht 2014*. Berlin: Bundesamt für Verfassungsschutz.

Caiani, M., & Parenti, L. (2013). *European and American extreme right groups and the Internet*. Farnham: Ashgate Publishing.

Chau, M., & Xu, J. (2007). Mining communities and their relationships in blogs: A study of hate groups. *International Journal of Human-Computer Studies, 65*, 57–70.

Citron, D. K. (2014). *Hate crimes in cyberspace*. Cambridge: Harvard University Press.

Citron, D. K., & Norton, H. (2011). Intermediaries and hate speech: Fostering digital citizenship for our information age. *Boston University Law Review, 91*(4), 1435–1484.

Council of Europe. (2013). No hate speech movement: Campaign for human rights online. http://nohatespeechmovement.org/campaign. Zugegriffen: 10. Oktober 2015.

Custers, K., & Van den Bulck, J. (2009). Viewership of pro-anorexia websites in seventh, ninth and eleventh graders. *European Eating Disorders Review, 17*(3), 214–219.

Daine, K., Hawton, K., Singaravelu, V., Stewart, A., Simkin, S., & Montgomery, P. (2013). The power of the web: A systematic review of studies of the influence of the Internet on self-harm and suicide in young people. *PloS One, 8*(10), e77555. doi:10.1371/journal. pone.0077555.

Dirry, V., & Rüdiger, T.-G. (2015). Extremismus in digitalen Spielen. In T. G. Rüdiger & A. Pfeiffer (Hrsg.), *Game! Crime?* (S. 223–248). Frankfurt a. M.: Verlag. für Polizeiwissenschaft.

Douglas, K. M. (2007). Psychology, discrimination and hate groups online. In A. Joinson, K. McKenna, T. Postmes, & U.-D. Reips (Hrsg.), *The oxford handbook of Internet psychology* (S. 155–164). Oxford: Oxford University Press.

Douglas, K. M., McGarty, C., Bliuc, A. M., & Lala, G. (2005). Understanding cyberhate: Social competition and social creativity in online white supremacist groups. *Social Science Computer Review, 23*(1), 68–76.

Dunlop, S. M., More, E., & Romer, D. (2011). Where do youth learn about suicides on the Internet, and what influence does this have on suicidal ideation? *Journal of Child Psychology and Psychiatry, 52*(10), 1073–1080.

Eichenberg, C. (2010). Empirische Befunde zu Suizidforen im Internet. *Suizidprophylaxe, 141*, 67–74.

Favazza, A. R. (1998). The coming of age of self-mutilation. *The Journal of Nervous and Mental Disease, 186*(5), 259–268.

Fekkes, M., Pijpers, F. I., Fredriks, A. M., Vogels, T., & Verloove-Vanhorick, S. P. (2006). Do bullied children get Ill, or do Ill children get bullied? A prospective cohort study on the relationship between bullying and health-related symptoms. *Pediatrics, 117*(5), 1568–1574.

Foxman, A., & Wolf, C. (2013). *Viral hate: Containing its spread on the Internet*. New York: Palgrave MacMillan.

Gavin, J., Rodham, K., & Poyer, H. (2008). The presentation of „Pro-Anorexia“ in online group interactions. *Qualitative Health Research, 18*(3), 325–333.

Gerstenfeld, P. B., Grant, D. R., & Chiang, C.-P. (2003). Hate online: A content analysis of extremist Internet sites. *Analysis of Social Issues and Public Policy, 3*, 29–44.

Glaser, J., Dixit, J., & Green, D. P. (2002). Studying hate crime with the Internet: What makes racists advocate racial violence? *Journal of Social Issues, 58*(1), 177–193.

Glaser, St, Özkilic, M., & Schindler, F. (2015). *Jugendschutz im Internet. Bericht 2014*. Mainz: jugendschutz.net.

Hamm, M. P., Newton, A. S., Chisholm, A., Shulhan, J., Milne, A., Sundar, P., Ennis, H., Scott, S. D., & Hartling, L. (2015). Prevalence and effect of cyberbullying on children and young people: A scoping review of social media studies. *JAMA Pediatrics, 169*(8), 770–777.

Han, B.-C. (2013). *Im Schwarm. Ansichten des Digitalen*. Berlin: Matthes & Seitz.

Harper, K., Sperry, S., & Thompson, J. K. (2008). Viewership of pro-eating disorder websites: Association with body image and eating disturbances. *International Journal of Eating Disorders, 41*(1), 92–95.

Harris Interactive. (2007). Teens and cyberbullying. Executive summary of a report on research conducted for the national crime prevention council.

Harris, K. M., McLean, J. P., & Sheffield, J. (2009). Examining suicide-risk individuals who go online for suicide-related purposes. *Archives of Suicide Research, 13*(3), 264–276.

Häusler, J., & Häusler, T. (2013). *Netzgemüse: Aufzucht und Pflege der Generation Internet*. München: Goldmann.

Heitmeyer, W. (Hrsg.). (2011). *Deutsche Zustände: Folge 10*. Berlin: Suhrkamp Verlag.

Helsper, E. J., Kalmus, V., Hasebrink, W., Sagvari, B., & De Haan, J. (2013). *Country classification: Opportunities, risks, harm and parental mediation*. London: EU Kids Online.

Herzog, B. (2014). Hate Communities im Internet: „Rechtsextremismus" online. Fachhochschule der Polizei des Landes Brandenburg, Oranienburg (unveröffentlichtes Manuskript einer Bachelor-Thesis).

Hoechsmann, M., & Poyntz, S. R. (2012). *Media literacies. A critical introduction*. Oxford: Wiley-Blackwell.

Hoffmann, D., & Ittel, A. (2010). Gangbare Wege. Einige medienpädagogische Implikationen. In F. Robertz & R. Wickenhäuser (Hrsg.), *Orte der Wirklichkeit. Über Gefahren in medialen Lebenswelten Jugendlicher*. Heidelberg: Springer Medizin.

Hurrelmann, K. (2010). *Lebensphase Jugend. Eine Einführung in die sozialwissenschaftliche Jugendforschung*. Weinheim: Juventa.

Kahr, R., & Robertz, F. J. (im Druck). Die mediale Inszenierung von Amok und Terrorismus. Zur medienpsychologischen Wirkung des Journalismus bei exzessiver Gewalt. Heidelberg: Springer.

Keipi, T., & Oksanen, A. (2014). Self-exploration, anonymity and risks in the online setting: Analysis of narratives by 14–18-year olds. *Journal of Youth Studies, 17*(8), 1097–1113.

Keipi, T., Oksanen, A., & Räsänen, P. (2015a). Who prefers anonymous self-expression online? A survey-based study of finns aged 15–30 years. *Information, Communication & Society, 18*(6), 717–732.

Keipi, T., Oksanen, A., Hawdon, J., Näsi, M., & Räsänen, P. (2015b). Harm-advocating online content and subjective well-being: A cross-national study of new risks faced by youth. *Journal of Risk Research*. doi:10.1080/13669877.2015.1100660.

Kemp, C. G., & Collings, S. C. (2011). Hyperlinked suicide. *Crisis: The Journal of Crisis Intervention and Suicide Prevention, 32*(3), 143–151.

Klicksafe. (2013). *Rechtsextremismus hat viele Gesichter. Wie man Rechtsextreme im Netz erkennt – und was man tun kann*. Ludwigshafen: Klicksafe - Landeszentrale für Medien und Kommunikation (LMK) Rheinland-Pfalz.

Krebs, C., & Rüdiger, T.-G. (2010). *Gamecrime und Metacrime. Strafrechtlich relevante Handlungen im Zusammenhang mit virtuellen Welten*. Frankfurt a. M.: Verlag für Polizeiwissenschaft.

Kretschmer, C., & Müsgens, M. (2015). *Ratgeber Cyber-Mobbing. Informationen für Eltern, Pädagogen, Betroffene und andere Interessierte.* Ludwigshafen: Klicksafe – Landeszentrale für Medien und Kommunikation (LMK) Rheinland-Pfalz.

Lee, E., & Leets, L. (2002). Persuasive storytelling by hate groups online. Examining its effects on adolescents. *American Behavioral Scientist, 45*(6), 927–957.

Levin, B. (2002). Cyberhate: A legal and historical analysis of extremists' use of computer networks in America. *American Behavioral Scientist, 45*(5), 958–986.

Lewis, S. P., Heath, N. L., St Denis, J. M., & Noble, R. (2011). The scope of nonsuicidal self-injury on YouTube. *Pediatrics, 127*(3), e552–e557. doi:10.1542/peds.2010-2317.

Lewis, S. P., Heath, N. L., Sornberger, M. J., & Arbuthnott, A. E. (2012). Helpful or harmful? An examination of viewers' responses to nonsuicidal self-injury videos on YouTube. *Journal of Adolescent Health, 51*(4), 380–385.

Livingstone, S., & Helsper, E. (2010). Balancing opportunities and risks in teenagers' use of the Internet: The role of online skills and Internet self-efficacy. *New Media & Society, 12*(2), 309–329.

Livingstone, S., Haddon, L., Görzig, A., & Ólafsson, K. (2011). Risks and safety on the Internet: The perspective of European children: Full findings and policy implications from the EU kids online survey of 9–16 year olds and their parents in 25 countries. Full findings of the EU kids online. London: LSE.

Lucassen, G., & Lubbers, M. (2012). Who fears what? Explaining far-right-wing preference in Europe by distinguishing perceived cultural and economic ethnic threats. *Comparative Political Studies, 45*(5), 547–574.

Luxton, D. D., June, J. D., & Fairall, J. M. (2012). Social media and suicide: A public health perspective. *American Journal of Public Health, 102*(S2), 195–200. doi:10.2105/AJPH.2011.300608.

Martin, R. C., Coyier, K. R., VanSistine, L. M., & Schroeder, K. L. (2013). Anger on the Internet: The perceived value of rant-sites. cyberpsychology. *Behavior, and Social Networking, 16*(2), 119–122.

McNamee, L. G., Peterson, B. L., & Peña, J. (2010). A call to educate, participate, invoke and indict: Understanding the communication of online hate groups. *Communication Monographs, 77*(2), 257–280.

Medienpädagogischer Forschungsverbund Südwest. (2015). *JIM 2015 Jugend, Information, (Multi-) Media. Basisstudie zum Medienumgang 12- bis 19-Jähriger in Deutschland.* Stuttgart: Medienpädagogischer Forschungsverbund Südwest.

Meibauer, J. (2013). Hassrede – von der Sprache zur Politik. In J. Meibauer (Hrsg.), *Hassrede/hate speech (1–16)*. Gießen: Gießener Elektronische Bibliothek.

Minkkinen, J., Oksanen, K. M., Keipi, T., Näsi, M., & Räsänen, P., (im Druck). Does social belonging to primary groups protect young people from the effects of pro-suicide sites? A Comparative study of four countries. crisis. *The Journal of Crisis Intervention and Suicide Prevention.*

Mitchell, K. J., Finkelhor, D., Wolak, J., Ybarra, M. L., & Turner, H. (2011). Youth Internet victimization in a broader victimization context. *Journal of Adolescent Health, 48*(2), 128–134.

Mitchell, K. J., Jones, L. M., & Wells, M. (2013). Testing the index of problematic online experiences (I-POE) with a national sample of adolescents. *Journal of Adolescence, 36*(6), 1153–1163.

Mitchell, K. J., Jones, L., Finkelhorn, D., & Wolak, J. (2014). Trends in unwanted online experiences and sexting. Crime against children research center: Final report.

Nakamura, L. (2009). Don't hate the player, hate the game: The racialization of labor in world of warcraft. *Critical Studies in Media Communication, 26*(2), 128–144.

Näsi, M., Räsänen, P., Oksanen, A., Hawdon, J., Keipi, T., & Holkeri, E. (2014). Association between online harassment and exposure to harmful online content: A cross-national comparison between the united states and finland. *Computers in Human Behavior, 41*, 137–145.

Nock, M. K. (2010). Self-Injury. *Annual Review of Clinical Psychology, 6*, 339–363.

Noll, J. G., Shenk, C. E., Barnes, J. E., & Haralson, K. J. (2013). Association of maltreatment with high-risk Internet behaviors and offline encounters. *Pediatrics, 131*(2), e510–e517.

Norris, M. L., Boydell, K. M., Pinhas, L., & Katzman, D. K. (2006). Ana and the Internet: A review of pro-anorexia websites. *International Journal of Eating Disorders, 39*(6), 443–447.

Oksanen, A., Nurmi, J., Vuori, M., & Räsänen, P. (2013). Jokela: the social roots of a school shooting tragedy in Finland. In N. Böckler, T. Seeger, P. Sitzer, & W. Heitmeyer (Hrsg.), *School shootings: International research, case studies and concepts for prevention* (S. 189–215). New York: Springer.

Oksanen, A., Hawdon, J., Holkeri, E., Näsi, M., & Räsänen, P. (2014a). Exposure to online hate among young social media users. In M. Nicole Warehime (Hrsg.), Soul of society: A focus on the lives of children & youth (sociological studies of children & youth) (S. 253–273).

Oksanen, A., Hawdon, J., & Räsänen, P. (2014b). Glamorizing rampage online: School shooting fan communities on YouTube. *Technology in Society, 39*, 55–67.

Pieschl, St., & Porsch, T. (2012). *Schluss mit Cybermobbing! Das Trainings- und Präventionsprogramm ‚Surf-Fair'*. Weinheim: Beltz.

Plener, P. L., Fischer, C. J., In-Albon, T., Rollett, B., Nixon, M. K., Groschwitz, R. C., & Schmid, M. (2013). Adolescent non-suicidal self-injury (NSSI) in German-speaking countries: comparing prevalence rates from three community samples. *Social Psychiatry and Psychiatric Epidemiology, 48*(9), 1439–1445.

Potok, M. (2011). The year in hate and extremism, 2010. (Intelligence Report No. 141). http://www.splcenter.org/get-informed/intelligence-report/browse-all-issues/2011/spring/the-year-in-hate-extremism-2010. Zugegriffen: 10. Oktober 2015.

Rack, S., & Fileccia, M. (2014). *Was tun bei Cyber-Mobbing? Zusatzmodul zu Knowhow für junge User. Materialien für den Unterricht*. Ludwigshafen: Klicksafe – Landeszentrale für Medien und Kommunikation (LMK) Rheinland-Pfalz.

Recupero, P. R., Harms, S. E., & Noble, J. M. (2008). Googling suicide: Surfing for suicide information on the Internet. *Journal of Clinical Psychiatry, 69*(6), 878–888.

Ritzer, G., & Jurgenson, N. (2010). Production, consumption, prosumption: The nature of capitalism in the age of the digital „Prosumer". *Journal of Consumer Culture, 10*(1), 13–36.

Robertz, F. J. (2004). *School Shootings Über die Relevanz der Phantasie für die Begehung von Mehrfachtötungen durch Jugendliche*. Frankfurt a. M.: Verlag für Polizeiwissenschaft.

Robertz, F. J. (2006). Cyberbullying: Eine neue Form der Gewalt. *Deutsche Polizei, 10*, 12–15.

Robertz, F. J., & Wickenhäuser, R. P. (2010). *Kriegerträume. Warum unsere Kinder zu Gewalttätern werden*. München: Herbig.

Rodgers, R. F., Skowron, S., & Chabrol, H. (2012). Disordered eating and group membership among members of a pro-anorexic online community. *European Eating Disorders Review, 20*(1), 9–12.

Sandberg, S., Oksanen, A., Berntzen, L. E., & Kiilakoski, T. (2014). Stories in action: The cultural influences of school shootings on the terrorist attacks in Norway. *Critical Studies on Terrorism, 7*(2), 277–296.

Schmidt, E., & Cohen, J. (2013). *Die Vernetzung der Welt: Ein Blick in unsere Zukunft*. Reinbek: Rowohlt.

Schneider, C., Katzer, C., & Leest, U. (2013). *Cyberlife – Spannungsfeld zwischen Faszination und Gefahr. Cybermobbing bei Schülerinnen und Schülern. Eine empirische Bestandsaufnahme bei Eltern, Lehrkräften und Schülern/innen in Deutschland*. Karlsruhe: Bündnis gegen Cybermobbing.

Schultze-Krumbholtz, A., Zagorscak, P., Siebenbrock, A., & Scheithauer, H. (2012). *Medienhelden: Unterrichtsmanual zur Förderung von Medienkompetenz und Prävention von Cybermobbing*. München: Reinhardt.

Sourander, A., Jensen, P., Rönning, J. A., Niemelä, S., Helenius, H., Sillanmäki, L., Kumpulainen, K., Piha, J., Tamminen, T., Moilanen, I., & Almqvist, F. (2007). What is the early adulthood outcome of boys who bully or are bullied in childhood? The finnish „from a boy to a man" study. *Pediatrics, 120*(2), 397–404.

Sourander, A., Brunstein Klomek, A., Ikonen, M., Lindroos, J., Luntamo, T., Koskelainen, M., & Helenius, H. (2010). Psychological risk factors associated with cyberbullying among adolescents. A population-based study. *Archives of General Psychiatry, 67*(7), 720–728.

Staksrud, E., Olafsson, K., & Livingstone, S. (2013). Does the use of social networking sites increase children's risk of harm? *Computers in Human Behavior, 29*(1), 40–50.

Sueki, H. (2013). The effect of suicide-related Internet use on users' mental health: A longitudinal study. *Crisis: The Journal of Crisis Intervention and Suicide Prevention, 34*(5), 348–353.

Sueki, H., & Eichenberg, C. (2012). Suicide bulletin board systems comparison between Japan and Germany. *Death Studies, 36*(6), 565–580.

Sueki, H., Yonemoto, N., Takeshima, T., & Inagaki, M. (2014). The impact of suicidality-related Internet use: A prospective large cohort study with young and middle-aged Internet users. *PloS One, 9*(4), e94841. doi:10.1371/journal.pone.0094841.

Tam, J., Tang, W. S., & Fernando, D. J. S. (2007). The Internet and suicide: A double-edged tool. *European Journal of Internal Medicine, 18*(6), 453–455.

Tapscott, D., & Williams, A. (2006). *Wikinomics: How mass collaboration changes everything*. New York: Portfolio.

UNESCO. (2015). *Countering online hate speech*. Paris: United Nations, Educational, Scientific and Cultural Organization.

Van Geel, M., Vedder, P., & Tanilon, J. (2014). Relationship between peer victimization, cyberbullying, and suicide in children and adolescents: A meta-analysis. *JAMA Pediatrics, 168*(5), 435–442.

Waldron, J. (2012). *The harm in the hate speech*. Cambridge: Harvard University Press.

Wall, D. (2007). *Cybercrime. The transformation of crime in the information age*. Cambridge: Polity.

Whitlock, J. L., Powers, J. L., & Eckenrode, J. (2006). The virtual cutting edge: The Internet and adolescent self-injury. *Developmental Psychology, 42*(3), 407–417.

Williams, M. L., & Burnap, P. (2015). Cyberhate on social media in the aftermath of wool-wich: A case study in computational criminology and big data. *British Journal of Criminology*. doi:10.1093/bjc/azv059.

Winkel, S., Groen, G., & Petermann, F. (2003). Suizidalität von Jugendlichen und jungen Erwachsenen: Nutzung von Selbstmordforen im Internet. *Zeitschrift für Klinische Psychologie, Psychiatrie und Psychotherapie, 51,* 158–175.

Wolak, J., Finkelhor, D., Mitchell, K. J., & Ybarra, M. L. (2010). Online „Predators" and their victims. *Psychology of Violence, 1,* 13–35.

Yanagizawa-Drott, D. (2014). Propaganda and conflict: Evidence from Rwandan genocide. *Quarterly Journal of Economics, 129*(4), 1947–1994.

Lesen Sie hier weiter

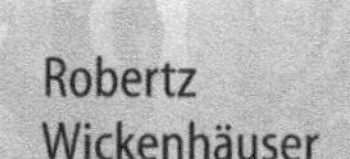
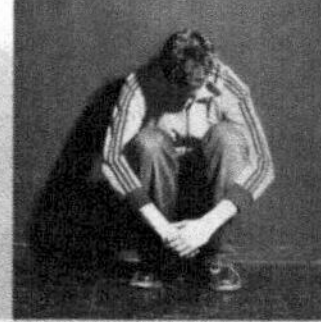

Frank J. Robertz
Ruben Philipp Wickenhäuser (Hrsg.)

Orte der Wirklichkeit
Über Gefahren in medialen
Lebenswelten Jugendlicher

1. Aufl. 2010, XVI,
232 S., 70 farb. Abb.

Hardcover: € 46,99
ISBN 978-3-642-02511-2

Änderungen vorbehalten.
Erhältlich im Buchhandel oder beim Verlag.

Einfach portofrei bestellen:
leserservice@springer.com
tel +49 (0)6221 345 - 4301
springer.com

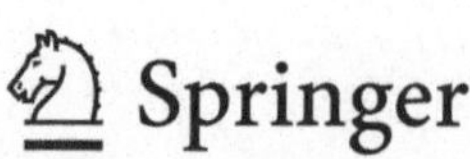 Springer